C.H.BECK  WISSEN

in der Beck'schen Reihe
2098

„Das Herz ist die schlagende, lebendige Mitte unseres Lebens", sagt Peter Härtling; das Herzsymbol lebt als ungebrochener Mythos fort. Die moderne Medizin zeigt uns zwar, daß der Ort unserer Emotionen das Gehirn ist, aber die wichtigsten persönlichen Erfahrungen gehen auch dem heutigen Menschen „zu Herzen". Wir sollten uns mit den modernen Kenntnissen über das Herz vertraut machen, zumal jeder von uns zu einer persönlichen und zeitgemäßen Entscheidung aufgefordert sein kann, z. B. zur Kontrolle der koronaren Risikofaktoren oder etwa einer Organspende. Die Kenntnisse über die Wechselwirkungen zwischen Herz und Gehirn können dabei Fehleinschätzungen verhindern, zur Akzeptanz schicksalhafter Bedingungen beitragen und jeden von uns zu einer „herzfreundlichen Lebensweise" motivieren.

Prof. Dr. med. *Friedrich Strian* ist Leiter der neurologischen Ambulanz des Max-Planck-Instituts für Psychiatrie in München. Er ist Verfasser medizinischer Monographien, zahlreicher Handbuchbeiträge und weiterer wissenschaftlicher Veröffentlichungen. In der Reihe C.H.Beck Wissen sind von ihm erschienen: *Angst und Angstkrankheiten,* [2]1998; *Schmerz. Ursachen – Symptome – Therapien,* 1996.

Friedrich Strian

DAS HERZ

Wie Herz, Gehirn und
Psyche zusammenwirken

Verlag C.H. Beck

Mit 32 Abbildungen, davon 11 in Farbe

Die Deutsche Bibliothek – CIP-Einheitsaufnahme

Strian, Friedrich:
Das Herz : wie Herz, Gehirn und Psyche zusammenwirken /
Friedrich Strian. – Orig.-Ausg. – München : Beck, 1998
(C. H. Beck Wissen in der Beck'schen Reihe ; Band 2098)
ISBN 3 406 43298 0

Originalausgabe
ISBN 3 406 43298 0

Umschlagentwurf von Uwe Göbel, München
© C. H. Beck'sche Verlagsbuchhandlung (Oscar Beck), München 1998
Gesamtherstellung: C. H. Beck'sche Buchdruckerei, Nördlingen
Gedruckt auf säurefreiem, alterungsbeständigem Papier
(hergestellt aus chlorfrei gebleichtem Zellstoff)
Printed in Germany

Inhalt

I. Struktur und Funktion des Herzens

1. Das Herz als Antriebsmotor des Kreislaufs

Das Herz ist der Antriebsmotor im *Blutkreislauf*, dem Transport- und Versorgungssystem des menschlichen Körpers. Der Kreislauf ist modernen Versorgungssystemen ähnlich, die ihre Leistungen flächendeckend und „just in time" erbringen, d. h. auch entfernte Regionen bedarfs- und zeitgerecht versorgen. Der Kreislauf verfügt dazu über geeignete Verkehrswege, Transportmittel, Energieversorgung und ausgeklügelte Logistik. Er dient damit der inneren Stabilität des Organismus und der ständigen Anpassung an wechselnde Umweltanforderungen. Er transportiert die Atemgase (z. B. Sauerstoff), Nährmittel, Wasser und Salze für Zellstoffwechsel, aber auch Abfallprodukte. Er reguliert das Säure-Basen-Gleichgewicht, führt Körperwärme zur Oberfläche ab. Über ihn gelangen Hormone von ihren Entstehungs- zu ihren Wirkorten, und er vermittelt zelluläre und humorale Abwehrmechanismen. Herz und Kreislauf sind dabei zu einer unabdingbaren funktionellen Einheit verbunden. Die Betrachtung von Struktur, Funktion und Regelung des Herzens erfaßt somit immer nur einen Teilausschnitt der gesamten Kreislauffunktion.

Das Herz besteht aus *zwei Teilherzen*, dem linken und dem rechten Herzen, die jedoch gemeinsam, als ein Herz, funktionieren (Farbabbildung 1). Der Vergleich mit den beiden Hirnhälften, die ebenfalls als funktionelle Einheit arbeiten („two brains, one mind"), ist naheliegend. Jede Herzhälfte weist eine Vor- und eine Hauptkammer, nämlich Vorhof und Kammer, auf, deren Ventile (Herzklappen) den Einstrom des Blutes in das Herz und den Ausstrom des Blutes in die Gefäße regeln (vgl. Abb. 14 A). Die genau abgestimmte Schlagabfolge von Vorhöfen und Kammern gewährleistet den Blutstrom in die nachgeschalteten Kreisläufe. Das linke Herz pumpt das aus der Lunge kommende, sauerstoffreiche arterielle Blut in den großen Kreislauf (Körperkreislauf). Das rechte Herz pumpt das von den Organen zurückkommende, sauerstoffarme venöse Blut in den kleinen Kreislauf (Lungenkreislauf).

Die *phylogenetische Entwicklung* des Herzens bis zu seiner Form bei Säuger und Mensch stellt eine Optimierung der bestmöglichen Sauerstoffversorgung des Organismus dar. In früher Phylogenese, wie z. B. bei den Fischen, liegt in der Tat nur ein Herz mit einer einzigen Herzkammer vor. Die Sauerstoffanreicherung des Blutes in den Kiemen und der Sauerstoffverbrauch in den Organen sind „hintereinandergeschaltet" (Abb. 1). Beim Frosch besteht ebenfalls ein Einkammerherz, jedoch zweigt sich der Kreislauf außerhalb des Herzens in den Lungen- und Körperkreislauf auf. In der einzigen Herzkammer treffen also sauerstoffreiches und verbrauchtes, sauerstoffarmes Blut zusammen. Einige Zusatzmechanismen gleichen den Nachteil der ungenügenden Sauerstoffsättigung des Blutes allerdings in gewissem Umfang aus. Erst bei Säugetier und Vogel kommt es dann zur Entwicklung des 4-Kammer-Herzens mit strikter Trennung von rechtem Herzen mit Lungenkreislauf und linkem Herzen mit Körperkreislauf. Wegen der höheren Beanspruchung im großen Kreislauf ist die linke Kammermuskulatur weit kräftiger entwickelt als am rechten Herzen. Auch die Blutdruckwerte im Körperkreislauf („Hochdrucksystem") sind wesentlich höher als im Lungenkreislauf („Niederdrucksystem"). Eine entwicklungsgeschichtliche Reminiszenz an das Einkammersystem besteht beim Menschen während der Embryonalphase. Da in dieser Zeit

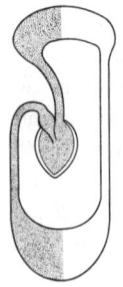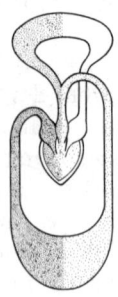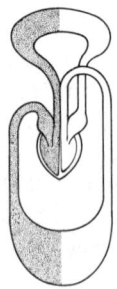

Abb. 1: Entwicklung vom Ein- zum Vier-Kammer-Herz (Fisch, Frosch, Warmblüter) mit Trennung vom Lungen- und Körperkreislauf (aus Trautwein et al. 1972).

die Sauerstoffversorgung des Organismus über die Plazenta erfolgt, bleibt der Lungenkreislauf „kurzgeschlossen". Die Vorhöfe sind durch das sog. Foramen ovale wechselseitig offen. Die Lungenarterie mündet (über den sog. Ductus arteriosus Botalli) in die Hauptschlagader. Beide Herzkammern sind dadurch parallel geschaltet und arbeiten wie eine einzige Herzkammer. Nur ein Restblutstrom der Lungenschlagader (Arteria pulmonalis) versorgt das noch nicht entfaltete Lungengewebe. Bei der Geburt schließen sich Foramen ovale und Ductus arteriosus Botalli, die Lunge entfaltet sich, und das rechte Herz pumpt das Blut in den Lungenkreislauf.

Die *Fallotsche Tetralogie* ist eine Mißbildung in dieser frühen Herzentwicklung. Der Verschluß zwischen linker und rechter Herzkammer fehlt (Septumdefekt), die Lungenschlagader ist verengt, dazu kommen andere Deformitäten. In der Lunge erfolgt keine ausreichende Sauerstoffsättigung des Blutes, der Sauerstoffmangel wird an den Hautgefäßen sichtbar („blue babies") und führt zu Entwicklungsstörungen. Frühe Herzoperation ist notwendig.

2. Das Herz als Saug-Druck-Pumpe

Das Herz ist ein kugelförmiger Hohlmuskel, etwa von Faustgröße, der durch seine rhythmischen Kontraktionen das Blut in den großen und kleinen Kreislauf treibt und damit alle Körperorgane mit Blut versorgt. Die wichtigsten Elemente dieses Antriebsaggregates sind der Herzmuskel selbst, die „Rückschlagventile", nämlich die Herzklappen zwischen Vorhöfen und Kammern (Bluteinstrom) und zwischen Kammern und großen Gefäßen (Blutausstrom), sowie die zugeordneten Steuer- und Kontrollsysteme (vgl. Kapitel I.3 und I.4). Die Form des Herzmuskels wird durch die Asymmetrie von linker Herzkammer mit großem Kreislauf und rechter Herzkammer mit Lungenkreislauf bestimmt.

Der *Herzmuskel* stellt eine Variante der quergestreiften Skelettmuskulatur dar, der die Muskelfaserkontraktion in eine Pumpfunktion umsetzen kann. Im Unterschied zu den raschen und fein abgestimmten Skelettmuskelbewegungen (z. B. Handbewegung, Sprache) muß die Herzmuskelaktion rhythmisch, einheitlich und ausdauernd sein. Die Herzmuskelzelle ist aus aneinandergereihten, zylinderförmigen Struktureinheiten, den Sarkomeren, zusammensetzt. Jedes Sarkomer ist vom nächsten durch 2 Zwischenscheiben, die querstehenden Z-Streifen, getrennt und zugleich mit ihm verknüpft. Anders als die „Parallelschaltung" von Skelettmuskelfasern sind die Herzmuskelfasern vollständig miteinander vernetzt („Synzytium"), so daß eine elektrische Erregung (normalerweise vom Schrittmacherzentrum ausgehend) sich mühelos, fast explosionsartig, auf die gesamte Herzmuskulatur ausbreiten kann und damit eine möglichst gleichzeitige Herzmuskelkontraktion gewährleistet. Die Muskelkontraktion bewirken dünne Proteinfäden, die Aktinfilamente, die an den Z-Streifen haften und mit ihrem feinen Ende in die Zellmitte hineinragen, ohne das gegenüberliegende Aktinbündel zu berühren. Als „Gleitschienen" liegen zwischen den Aktinfäden die dicken und über die Zellmitte reichenden Myosinfilamente. Bei der Muskelkontraktion werden die dünnen Filamente zur Mitte des Sarkomers gezogen, berühren, überlappen und verdicken sich (Abb. 2). Die Distanz der Z-Streifen wird dabei verkürzt. Die „Muskelverdickung" dehnt das umgebende elastische Bindegewebsnetz, das den Muskel wieder in den Ausgangszustand zurückbringt.

Die Vorhofmuskulatur verläuft in dünnen vertikalen und horizontalen Schichten. Die Kammermuskulatur verläuft spiralig

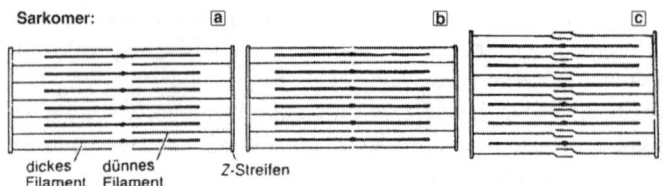

Abb. 2: Sarkomer mit Z-Streifen und dicken und dünnen Filamenten.
a) Ausgangszustand b) verkürzte Z-Zwischenräume
c) einander überlagernde Aktin-Fadenbündel.

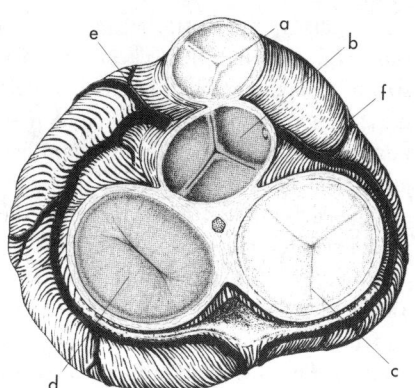

Abb. 3: Ventilebene des Herzens. a) Pulmonalklappe b) Aortenklappe c) Trikuspidalklappe d) Mitralklappe e/f) linke/rechte Herzkranzarterie (aus Betz 1991).

vernetzt von der Ventilebene zur Herzspitze und bildet die „Verankerungen" für die Sehnenfäden der Segelklappen. Die Kontraktion der Herzmuskulatur verkürzt die Längsachse der Herzkammer, nähert die Ventilebene der Herzspitze an, dehnt damit gleichzeitig die Vorhöfe auf und fördert den Bluteinstrom. Die ineinanderpassenden Wandunregelmäßigkeiten des Herzinnenraums (z.B. die Trabekel) erlauben eine wirksame, jedoch nie vollständige Entleerung der Herzkammern bei der Systole (vgl. Abb. 14 A).

Damit der Blutstrom bei der Herzkontraktion (Systole) nur in Richtung der arteriellen Herzausgangsgefäße erfolgt (und nicht in den venösen Zustrom zurückschlägt), befinden sich „Ventile" zwischen Vorhöfen und Kammern (die Segelklappen) und Kammern und Ausgangsgefäßen (die Taschenklappen). Besonders die Segelklappen haben kaum Ähnlichkeit mit technischen Ventilen. Es handelt sich um ebenso dünne wie feste Herzinnenhautklappen, die zudem nicht nur mit ihren Rändern aneinandergrenzen, sondern flächig schließen. Sie sind durch Sehnenfäden an der tiefsitzenden Herzmuskulatur verankert und ragen in die Herzkammer hinein. Infolge von (entwicklungsgeschichtlich bedingten) Verdrehungen von linkem und rechtem Herz liegen alle Herzklappen in einer Ebene zwischen Vorhöfen und Kammern, der sog. Ventilebene (Abb. 3).

13

Die Segelklappen flottieren fast schwerelos im einströmenden Blut (vgl. Kapitel II.3), können aber ebenso den Blutrückstrom schlagartig blockieren. Beim Klappenschluß legen sich die „überstehenden" Klappenenden – ähnlich nach innen gefalteten Händen – flächig aneinander (vgl. Mitralklappenprolaps). Die Vorhof-Kammer-Klappe des linken Herzens besteht aus 2 Segelklappen (Mitralklappe), die Vorhof-Kammer-Klappe des rechten Herzens aus 3 Segeln (Trikuspidalklappe). Mehr Ähnlichkeit mit technischen Strömungsventilen haben die Taschenklappen am Ausgang zur großen Körperschlagader (Aorta) und am Ausgang zur Lungenschlagader (Pulmonalarterie). Die Taschenklappen ragen mit jeweils 3 halbmondförmigen Taschen („Semilunarklappen") in das Gefäßlumen hinein, so daß der Blutrückstrom die Taschen auffaltet und ihre Ränder und damit das Ventil verschließt. Klappenstörungen (Verengungen oder mangelnder Verschluß) sind eine wichtige mechanische Ursache von Herzmuskelschwäche und entsprechend häufiger Grund für einen herzchirurgischen Eingriff.

Die *Herzkranzgefäße (Koronarien)* sichern die Selbstversorgung des Herzens mit Blut und Sauerstoff. Der Begriff Herzkranzgefäße rührt vom Verlauf dieser Gefäße in der Kranzfurche her, die Vorhöfe und Kammern abgrenzt. Die Herzkranzgefäße entspringen in zwei Hauptstämmen (linke und rechte Kranzarterie) direkt aus der Aorta und ziehen zuerst horizontal und ringförmig (vgl. Abb. 3), dann vertikalwärts nach unten in Richtung Herzspitze (Farbabbildung 2). Die linke Kranzarterie teilt sich alsbald in einen Hauptast (Ramus interventricularis anterior oder LAD), der in der vorderen Längsfurche zur Herzspitze zieht, und einen in der Kranzfurche weiterlaufenden Ramus circumflexus (RCX). Die rechte Kranzarterie folgt der Kranzfurche bis zur hinteren Längsfurche und biegt dann als Ramus interventricularis posterior (RCA) nach unten zur Herzspitze ab. LAD versorgt vor allem die Vorderwand des linken Ventrikels und vordere Septumabschnitte, RCX die Hinter- und Seitenwand des linken Ventrikels. RCA versorgt die rechte Ventrikel- und hintere Septumwand sowie die Hinterwand des linken Ventrikels. Die

Erkrankung dieser Hauptgefäße wird auch als Ein-, Zwei- oder Dreigefäßerkrankung bezeichnet.

Als *Herzaktion* wird die Kontraktion und Erschlaffung des Herzmuskels bezeichnet, die zusammen mit der Ventilfunktion der Herzklappen zur gerichteten Blutaustreibung in den kleinen und großen Kreislauf führt, aber auch einen „Saugeffekt" auf den Blutzustrom aus Lunge und Körper ausübt. Das Herz wirkt somit als eine Art Saug-Druck-Pumpe, gesteuert von vielfältigen Kontrollmechanismen und peripheren Kreislauffaktoren (vgl. Kapitel I.3 und I.4). Die Blutaustreibung durch die Kontraktion der Kammermuskulatur wird als Systole, die Erschlaffungsphase der Kammermuskulatur mit neuerlichem Bluteinstrom als Diastole bezeichnet. Während der Systole sind die Auslaßventile (Taschenklappen) geöffnet, die Zustromventile (Segelklappen bzw. Mitral- und Trikuspidalklappe) geschlossen. In der Diastole sind umgekehrt die Einlaßventile (Segelklappen) geöffnet und die Auslaßventile (Taschenklappen) geschlossen.

Als *Arbeitsphase des Herzens* wird die geordnete Aufeinanderfolge von Muskelkontraktion und Erschlaffung, von Bluteinstrom (Diastole) und Blutauswurf (Systole) mit Schließen und Öffnen der Klappen bezeichnet. Dazu ist ein genaues „Arbeitsprogramm" erforderlich. Die Kammerkontraktion beginnt zunächst mit einer bloßen Muskelanspannung (isometrische Kontraktion), bei der die Kammerwände angespannt sind, ohne bereits Blut auszuwerfen. Erst bei Überschreiten des Innendrucks der Herzkammern über den Druck in den Schlagadergefäßen öffnen sich die Taschenklappen. Durch weitere Muskelverkürzung und Kammerverkleinerung erfolgt dann die Blutaustreibung (isotonische Kontraktion). Durch den Verschluß der Segelklappen wird dabei ein Blutrückstrom in die Vorhöfe verhindert. Mit der nachfolgenden Erschlaffung der Kammermuskulatur sinkt der Herzkammerdruck wieder unter den Vorhofkammerdruck, die Segelklappen öffnen sich, und die Herzkammern füllen sich erneut mit Blut.

Die Herzkammer ist immer vollständig mit Blut gefüllt, jedoch beträgt das endsystolische Blutvolumen (nach Blutauswurf) nur ca. 30 % des enddiastolischen Volumens (nach Blut-einstrom). Die Kammerfüllung in der Diastole erfolgt aller-dings weniger über Bluteinpumpen aus den Vorhöfen, sondern durch die Saugwirkung der Kammern selbst. Zusätzlich be-wirken die Verschiebung der Ventilebene und die elastischen Rückstellkräfte des perikardialen Bindegewebes einen Herz-kammer-Unterdruck. Diese Rückstellkräfte begünstigen den Bluteinstrom in der Diastole und entfalten gewissermaßen ei-ne Saugwirkung auf den Bluteinstrom. Die Kontraktionskraft der Kammermuskulatur hängt außerdem von der Wanddeh-nung in der Diastole ab (Druck-Volumen-Beziehung). Als Vorbelastung (preload) wird dabei die füllungsbedingte end-diastolische Wandspannung, als Nachbelastung (afterload) die zur Überwindung des enddiastolischen Aorten- und Pulmona-lisdruckes erforderliche Wandspannung bezeichnet.

Aufgrund der unterschiedlichen Anforderungen an linkes und rechtes Herz bzw. Vorhöfe und Kammern macht die Kammermuskulatur des linken Herzens die überwiegende Herzmuskelmasse aus, die rechte Kammermuskulatur ist weit-aus geringer und die Vorhofmuskulatur wiederum geringer als die Kammermuskulatur entwickelt. Hauptsächliche Herzpro-bleme sind daher Störungen der linken Herzkammer.

3. Herzsteuerung durch das Schrittmachersystem

Der koordinierte Ablauf von Vorhof- und Kammeraktion, von Bluteinstrom und Blutauswurf, Diastole und Systole, erfordert eine präzise und zuverlässige Steuerung des Herzzyklus. Dabei ist eine herzeigene, „intrakardiale" Steuerung und eine herz-fremde, „extrakardiale" Steuerung zu unterscheiden. Die intra-kardiale Steuerung umfaßt die Erregungsbildung und Erregungs-ausbreitung im Herzen selbst. Durch diese „Eigenrhythmik" ist eine basale Herzaktivität auch ohne äußere Einflüsse mög-lich. Das Herz schlägt – sofern seine Stoffwechselversorgung gewährleistet ist – beim Hirntod oder sogar außerhalb des Organismus weiter. Die Eigenrhythmik des Herzens unterliegt aber gleichzeitig einer „extrakardialen" Feinsteuerung, mit der Herz- und Kreislaufaktivität an die ununterbrochenen Lebensänderungen angepaßt werden (z. B. Schlafen, Wachen, körperliche und geistige Tätigkeit, Streß und Angst). Die extrakardiale Kontrolle erfolgt über nervale und hormonelle Regelmechanismen. Die Herzaktivität des gesunden Menschen ist daher Ausdruck der Wechselwirkungen zwischen intra- und extrakardialen Kontrollmechanismen, und der normale Herzschlag liegt deutlich über der Eigenrhythmik des Herzens. Die Herzschlagschwankungen spiegeln vor allem extrakardiale Einflüsse wider.

Das „Herzschrittmachersystem" vermittelt die Steuerprogramme des Herzens (Farbabbildung 6). Dieses Erregungsbildungs- und Erregungsleitungssystem gewährleistet die geordnete Abfolge von Kontraktion und Erschlaffung der Vorhof- und Kammermuskulatur und stellt eine spezialisierte Variante des Herzmuskels dar. Es besteht aus dem Zentrum der Erregungsbildung (Sinusknoten) und den Leitungsbahnen (Vorhof- bzw. Herzkammerbahnen). Im Sinusknoten entstehen spontan die Erregungen, die über die Vorhofmuskulatur und eine spezielle Vorhofbahn an den AV-Knoten übermittelt werden. Von dort breitet sich die (modifizierte) Erregung über das His-Bündel und die beiden Schenkel (Tawara-Schenkel) bis in die Endverzweigungen in der Kammermuskulatur aus (Purkinje-Fäden). Die im Sinusknoten entstandene Erregung wird also bereits durch die anatomische Struktur des Steuerungssystems zeitlich geordnet und zunächst an die Vorhof-, dann an die Kammermuskulatur übermittelt. Der Sinusknoten ist der „Schrittmacher" des Herzens. Unter Ruhebedingungen unterhält er eine Herzfrequenz von etwa 60–90 Schlägen/min. Auch das übrige Erregungsleitungssystem ist zur Erregungsbildung fähig. Die Eigenfrequenz ist dabei um so geringer, je weiter entfernt der Ort der Erregungsbildung vom Sinusknoten ist. Am gesunden Herzen ordnen sich nachgeschaltete Erregungszentren jedoch dem Sinusknoten unter, sie werden von der Frequenz des Sinusknotens „mitgenommen". Ein nachgeordneter Ersatzrhythmus, wie z. B. der des AV-Knotens (AV-Rhythmus), wird aber führend bei Ausfall des Sinusknotens oder fehlender Vorhof-Erregungsüberleitung. Der AV-Rhythmus ist von deutlich langsamerer Frequenz (ca. 40–60 Schläge/min). Bei völliger Unterbrechung der Erregungsausbreitung von den Vorhöfen auf die Herzkammern (sog. totaler Herzblock) können auch Teile des Erregungsleitungssystems in den Herzkammern als „tertiäres Erregungsbildungszentrum" eintreten, mit einer dann noch niedrigeren Herzfrequenz von etwa 30–40 Schlägen/min. Das Anspringen einer Kammerautomatie, z. B. bei einem totalen Herzblock, kann unter Umständen mehrere Sekunden dauern, so daß es aufgrund der Mangeldurchblutung mit Sauerstoffdefizit des Gehirns zu Bewußtlosigkeit kommt (Adams-Stokes-Anfall). Falls ein Ersatzrhythmus nicht einsetzt, tritt der Tod ein.

Grundlage der Erregungsvorgänge im Schrittmachersystem und im Herzmuskel sind die elektrobiologischen Änderungen an der Zellmembran. Durch unterschiedliche Ionenkonzentrationen an der Zellmembran wird eine Spannungsdifferenz aufrechterhalten. Bei Ionendurchtritt durch die Membranöffnungen (Ionenkanäle) erfolgt Depolarisation (Ladungsausgleich mit Spannungsabfall) und Stromfluß. Dieser ist als sog. Aktionspotential meßbar. Bei der Herzmuskelkontraktion bewirkt die Abfolge des Ionenflusses in den Natrium-, Kalium- und Calciumkanälen das charakteristische Aktionspotential mit rascher, leicht überschüssiger Depolarisation und langsamer Repolarisation mit einer Plateauphase. Diese durch gegenläufige Ionenströme bedingte Stabilitätsphase des Aktionspotentials verursacht momentane Unerregbarkeit des Muskels (absolute Refraktärzeit), so daß keine vorzeitige neue Muskelkontraktion während der Systole auftreten kann.

Schrittmachersystem und Herzmuskel haben unterschiedliche Formen des Aktionspotentials.

Das *Aktionspotential der Schrittmacherzellen* hat einen einfacheren Erregungsablauf als das des Herzmuskels. Die ausgeprägte Refraktärzeit des Herzmuskels ist hier überflüssig, vielmehr muß die Spontanaktivität der Schrittmacherzellen gewährleistet sein. Das Aktionspotential weist daher einen vereinfachten Erregungsablauf auf, ähnlich der von embryonalen Herzmuskelzellen. Die Schrittmacherzellen depolarisieren schon während der Diastole, eine Plateauphase fehlt. Der entscheidende Unterschied zum Herzmuskel ist die spontane, autorhythmische Erregungsbildung.

Das *Aktionspotential des Herzmuskels* muß – anders als die situationsbezogene Skelettmuskelarbeit – der gleichförmigen, lebenslangen Arbeitsweise des Herzens entsprechen. Der Herzmuskel bedarf zur geordneten Kontraktionsfolge daher der entsprechenden Impulse durch das Schrittmachersystem. Der Herzmuskel selbst ist normalerweise nicht zu Spontanaktivität in der Lage. Vielmehr folgt der gesamte Herzmuskel aufgrund seiner Netzwerkstruktur (Synzytium) dem „Alles-oder-Nichts-Gesetz" und reagiert wie ein einziger großer Muskel. Eine fein dosierbare Muskelkontraktion wie beim Skelettmuskel („Tetanisierbarkeit") besteht beim Herzmuskel nicht.

Die Form des Aktionspotentials verschiebt sich mit der Erregungsausbreitung von der obersten Schrittmacheretage (Sinusknoten) über den AV-Knoten bis hin zu den Purkinje-Fasern (Farbabbildung 4). Im Sinusknoten besteht die rascheste Depolarisation, so daß dieser zum dominierenden Schrittmacher für die gesamte Herzaktion wird. Umgekehrt besteht in den Endverzweigungen der Purkinje-Fasern eine lange Aktionspotentialdauer, was sich auch als Schutz gegen konkurrierende Erregungen interpretieren läßt („Frequenzsieb").

Als *Dipol* (oder Magnet) lassen sich die elektrischen Änderungen an jeder einzelnen Herzmuskelfaser und das Summenpotential der gesamten Herzmuskulatur verstehen. Sein elektrisches Feld breitet sich in die Herzumgebung und bis zur Körperoberfläche aus und kann dort gemessen werden. Die Dipolrichtung entspricht der Herzachse. Seine Änderungen während der Herzaktion sind daher am Dipolvektor ablesbar. Die Vektorspitze beschreibt eine charakteristische Schleifenfigur (vgl. Farbabbildung 3 Mitte). In der klinischen Diagnostik wird jedoch nicht das elektrische Herzfeld registriert und bewertet, sondern das bekannte *Elektrokardiogramm (EKG)*. Das EKG stellt gewissermaßen einen Ausschnitt des elektrischen Herzfeldes dar, nämlich die nur von bestimmten Meßpunkten registrierten Potentialdifferenzen der sog. Extremitäten- und Brustwandableitungen. Das EKG hat sich gegenüber der Registrierung der Vektorschleife vor allem deswegen eingebürgert, da es die praktisch wichtigen Erregungsabläufe und Rhythmusstörungen sehr viel leichter erkennen läßt. Die EKG-Ableitungen über bestimmten Meßorten stellen somit einen praxisorientierten Kompromiß dar (vgl. Kapitel II.1).

4. Herzsteuerung durch das Nervensystem

Periphere Herzkontrolle:
Das Regulationssystem mit Vagus und Sympathikus
Der Eigenrhythmus des Herzens wird ständig den aktuellen Anforderungen von Umwelt und Organismus angepaßt (Schlafen, Wachen, körperliche und geistige Tätigkeiten, Emotionen). Diese Anpassung erfolgt reflektorisch über die Nervenbahnen zwischen Herz und Kreislaufzentren des Gehirns. Die Herzsteuerung geschieht über das vegetative Nervensystem mit Vagus und Sympathikus. Zu einer angemessenen Regelung gehören aber ebenso die Informationen über den Systemzustand, die als Herznachrichten dem Gehirn übermittelt werden. Dazu besteht ein eigenes „Herzwahrnehmungssystem" mit aufsteigenden (afferenten) herzsensiblen Nervenfasern. Da diese sensiblen Nervenfasern mit den (absteigenden) vagalen oder sympathischen Nervenfasern ziehen, hat auch das Herzwahrnehmungssystem eine duale, gewissermaßen doppelläufige Struktur. Das Steuerungssystem des Herzens stellt damit ein ähnlich komplexes neuronales Netzwerk dar, wie es bei sensomotorischen Funktionen (z.B. für Bewegungsrückmeldung und Bewegungssteuerung) vorliegt.

Das *Regulationssystem des Herzens* mit seinen „vegetativen Zügeln", nämlich *Sympathikus und Parasympathikus (Vagusnerv)*, hat einen völlig unterschiedlichen Ursprung und Verlauf (Abb. 4). Der Vagusnerv beginnt im unteren Hirnstamm und verläuft durch eine Schädelbasisöffnung (Foramen jugulare) entlang der Halsschlagader in der seitlichen Halsregion. Dort zweigen vom Vagusnerven die eigenständigen Herznerven ab,

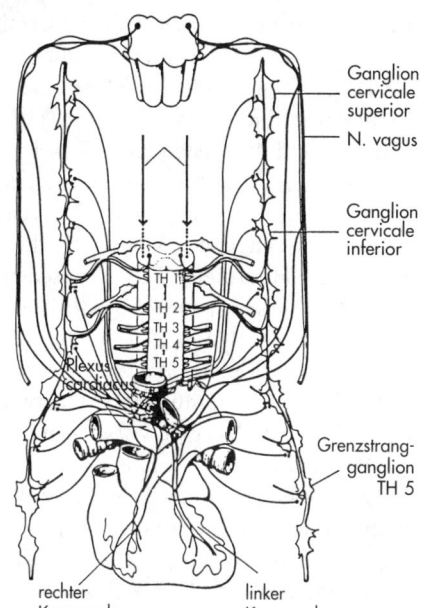

Ganglion
cervicale
superior

N. vagus

Ganglion
cervicale
inferior

TH 1
TH 2
TH 3
TH 4
TH 5

Plexus
cardiacus

Grenzstrang-
ganglion
TH 5

rechter
Koronarplexus

linker
Koronarplexus

Abb. 4: Vagusnerv (Hirnstamm und äußere Schleife), sympathische Nerven (Rückenmark, Grenzstrang und innere Schleifen) und Herznervengeflecht (aus Netter 1990).

die dann über die großen Gefäße das Herz und das Herznervengeflecht (Plexus cardiacus) erreichen. Während der Vagusnerv direkt aus dem unteren Hirnstamm entspringt, führen die Sympathikusnerven aus der zentralen Sympathikusbahn des Rückenmarks (Tractus intermedio lateralis = IML). Sie treten etagenweise aus dem Rückenmark aus, bilden sofort das seitlich vor der Wirbelsäule gelegene Strickleitersystem (Grenzstrang) und gelangen von dort zur Aorta und schließlich über die Herzkranzgefäße zum Herzgeflecht. Ein Teil der Sympathikusnerven entspringt bereits im Halsbereich und schließt sich Vagusfasern an.

Im Gegensatz zu allen anderen Nerven sind vegetative Nerven in ihrem Verlauf „unterbrochen", nämlich durch eine synaptische Verbindung im vegetativen Ganglion. Nervenfasern vor dem Ganglion werden als präganglionär, nach dem Ganglion als postganglionär bezeichnet. Beim Sympathikus sind die präganglionären Nervenfasern kurz (Rückenmark bis wirbelsäulennaher Grenzstrang) und die postganglionären Fasern lang (Grenzstrang bis Herz). Beim Vagus sind die präganglionären Nervenfasern lang (Hirnstamm bis herznahe Ganglien) und die postganglionären Fasern kurz (Ganglien bis Herz). Durch die Bildung des Herzgeflechts (Plexus cardiacus) aus sympathischen und vagalen Nervenfasern sowie aus herznahen Vagusganglien scheint sich die Dichotomie zwischen den beiden „Herzzügeln" zu verwischen.

Am Herzen selbst besteht jedoch eine recht genaue Topographie der vagalen und sympathischen Innervation, allerdings mit funktioneller Asymmetrie, so daß das „Herzschrittmacher-Zentrum" (Sinusknoten) vorwiegend vagal, die Kammermuskulatur dagegen vorwiegend sympathisch innerviert ist. Das vegetative Zusammenspiel der Herzzügel zeigt sich auch an der Funktion der Ganglien mit unterschiedlichen Konvergenz- oder Divergenzmechanismen (z.B. wird im Vagus der präganglionäre Eingang auf weit mehr postganglionäre Ausgänge verteilt als im Sympathikus, wodurch sich die gezielte rasche Vagusreaktion (z.B. bei atmungsbedingter Arrhythmie) und die eher generalisierte andauernde Sympathikusreaktion (z.B. bei Streß und Angst) erklären.

Eine besonders komplexe Struktur hat sich in jüngster Zeit für die *intrakardialen Ganglien* ergeben (Abb. 5). Danach münden in die intrakardialen Ganglien nicht nur vagale, sondern auch sympathische Nervenfasern, und zudem scheint es Schaltneurone (Interneurone) sowohl innerhalb eines Ganglions wie zwischen den Ganglien zu geben. Außerdem werden, ähnlich wie in sympathischen Ganglien, sog. SIF-Zellen (small intensely fluorescent cells) angetroffen, die möglicherweise ebenfalls Interneurone darstellen und die zudem an neuroendokrine Zellen erinnern.

Elektrophysiologisch wurden unterschiedlichste Zelltypen nachgewiesen, die entweder mehr phasische oder mehr tonische Entladungen (S-Zellen bzw. R-Zellen) erkennen lassen und damit möglicherweise eine Zuordnung zu den eher raschen, phasischen Reaktionen des Parasympathikus und den

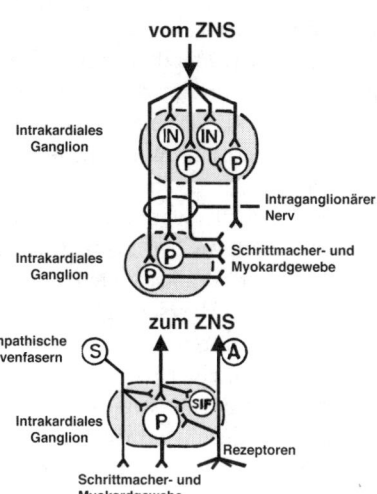

Abb. 5: Verschaltung der intrakardialen Ganglien. IN = Interneurone, P = phasische Zellen, S = tonische Zellen, SIF = small intensely fluorescent cells (aus Randall u. Wurster 1993).

eher allmählichen, tonischen Reaktionen des Sympathikus nahelegen. Insgesamt scheinen diese neuesten Ergebnisse die außerordentlich komplexe Struktur der vegetativen Verschaltungen sowohl vor wie im Herzen selbst weiter zu untermauern, und sie erklären vielleicht auch die bemerkenswerte klinische Beobachtung, daß nach einer Durchtrennung von Herznerven (vgl. Kapitel III.4) ein gewisser vegetativer Tonus erhalten bleibt.

Die „Kontaktstellen" zwischen Nervensystem und Herzstrukturen sind im einzelnen noch nicht vollständig geklärt. Am Herzmuskel münden die Endverzweigungen der vegetativen Nerven in neuroeffektorische Synapsen zum Herzmuskel und beeinflussen dort über freigesetzte Neurotransmitter die Muskelkontraktion. Da eine ganze Reihe unterschiedlicher Neurotransmitter freigesetzt wird, wie z. B. Acetylcholin, Noradrenalin, Neuropeptid Y u. a., besteht auch auf dieser Ebene ein komplexes Zusammenspiel vagaler und sympathischer Regulation.

Vagus und Sympathikus beeinflussen praktisch alle Teile des *Schrittmachersystems*, nämlich Sinusknoten samt Vorhofüberleitung sowie Erregungsausbreitung und Erregungsrückbildung in den Herzkammern. Obschon der Vagus eine Frequenzverlangsamung, der Sympathikus eine Frequenzbeschleunigung bewirkt, bestehen zusätzlich noch asymmetrische, aber stets synergistische Wirkungen auf die einzelnen Abschnitte des Schrittmachersystems, die situativ angepaßt sind. Am *SA-Knoten* führt die sympathische Aktivierung (d. h. Noradrenalin-Freisetzung an den sympathischen Nervenendigungen) zu erhöhter Entladungsfrequenz der Schrittmacherzellen und damit zu einer Herzschlagbeschleunigung. Die Herzschlagbeschleunigung durch sympathische Reizung verläuft zwar eher allmählich (mit einer Latenz von ca. 30–60 sec), ist aber länger anhaltend und hat tonischen Verlauf. Die Herzschlagverlangsamung durch parasympathische Reizung verläuft demgegenüber schnell (mit einer Latenz von ca. 150 msec), klingt rasch ab und zeigt phasischen Verlauf. Die Vaguseinflüsse auf das Herz sind so rasch, daß sogar eine Veränderung der Schlag-zu-Schlag-Abfolge möglich ist (z. B. Herzfrequenzbeschleunigung mit Einatmen und Herzschlagverlangsamung mit Ausatmen; respiratorische Sinusarrhythmie = RSA).

Auch am *AV-Knoten* führt Sympathikuseinfluß zu verkürzter Überleitungszeit und damit Herzfrequenzbeschleunigung, Vaguseinfluß dagegen zu Verlangsamung von Überleitung und Herzfrequenz. Diese Wirkungen sind jedoch durch Autoregulationsmechanismen abgesichert, die den Vagus- und Sympathikuseinfluß am AV-Knoten abschwächen. Bei ständig erhöhtem Vagotonus kann jedoch eine andauernde Verzögerung der Überleitungszeit mit verlangsamtem Herzschlag auftreten, was häufig bei hochtrainierten Sportlern anzutreffen ist.

Bei der neuralen Steuerung von Erregbarkeit und Kontraktionskraft des *Herzmuskels* wirken Vagus und Sympathikus ebenfalls in abgestufter Weise zusammen. Sympathische Aktivität erhöht die Kontraktionskraft der Kammermuskulatur und damit das Schlagvolumen des Herzens. Der Bluteinstrom in die Herzkammern ist vermehrt, die Dauer der Kammersystole verkürzt, die Durchblutung der Herzkranzgefäße nimmt zu, und der Herzmuskel nimmt mehr Sauerstoff auf. Umgekehrt führt vagale Aktivierung zur Verminderung der Kontraktionskraft des Herzens und der zugeordneten Begleitreaktionen.

Das *Wahrnehmungssystem des Herzens* mit seinen aufsteigenden, *herzsensiblen Nerven* informiert das Gehirn ständig über alle aktuellen Herzfunktionen. Entsprechende Sensoren registrieren z. B. Herzschlag, Wandspannung von Herz und Gefäßen und die Blutgaskonzentrationen. Unsere Kenntnisse über diese Herzsignalrückmeldungen beschränken sich allerdings meist auf die Herz- und Kreislaufreflexe. Manche Herzempfindungen werden über die herzsensiblen Nervenfasern in Vagus oder Sympathikus übermittelt, einige auch über somatosensible Nerven aus Brustraum und Brustwand. Die frühere Annahme, daß normale Herzsignale über den Vagus, Herzschmerzen aber über den Sympathikus verlaufen, ist wohl eine unzutreffende Vereinfachung.

Die aufsteigenden herzsensiblen Nervenfasern im Sympathikus münden in das Hinterhorn des Rückenmarks. Dabei treffen sie auf Nervenfasern aus Brust- und Armbereich, und es entsteht eine „viszero-somatische Konvergenz". Dies erklärt die bekannte Schmerzausstrahlung in den linken Arm bei Angina pectoris oder Myokardinfarkt. Die zentralnervösen Verarbeitungsmechanismen bei Herzschmerz scheinen allerdings in ähnlicher Weise wie bei anderen Schmerzzuständen zu erfolgen (vgl. Strian 1997, Schmerz, C. H. Beck Wissen Bd. 2036).

Herzkontrolle durch Hirnstammzentren:
Die reflektorische Steuerung des Herzens
Neuronenansammlungen (Kerngebiete) des unteren Hirnstamms, die Herzrückmeldungen und Steuerimpulse verarbeiten, lassen sich als ein „unteres Herzzentrum" bezeichnen, das jedoch in Funktionskreise anderer Organsysteme (Kreislauf, Atmung, Motorik usw.) eingebunden ist. Eingangssignale sind z. B. Informationen über Herzfrequenz, Druckverhältnisse und Blutgaskonzentrationen in Herz und großen Gefäßen. Diese Informationen werden mit entsprechenden Steuersignalen (z. B.

Herzfrequenz- und Blutdruckänderung) beantwortet. Die Hirnstammzentren dienen also der Herz- und Kreislauf-Homöostase und verarbeiten dabei auch alle übergeordneten zentralnervösen Einflüsse und somit auch psychische Faktoren (Farbabbildung 10).

Die neuroanatomische Struktur für die Kreislaufreflexe ist durch einen mehrfach verschalteten Reflexbogen gekennzeichnet. Die Herzsignale treffen im sog. Nucleus tractus solitarii (NTS) ein und werden von dort (über weitere Relaisstationen) auf den kardiomotorischen Vagusausgang im Nucleus ambiquus (NA) und auf den vasomotorischen Sympathikusausgang, den ventrolateralen medullären Kern (KVLM/RVLM), verschaltet. Beim Baroreflex (ein Kreislaufschonreflex) erfolgen Herzfrequenzverlangsamung und Blutdrucksenkung durch die Aktivierung parasympathischer Neurone (Kardiomotoneurone im NA) und gleichzeitige Hemmung sympathischer Neurone (Vasomotoneurone in KVLM/RVLM). Auch die atmungsbedingte Herzfrequenzmodulation (respiratorische Sinusarrhythmie) entsteht durch diese Regelung. NTS ist außerdem eine Verteilerstation für zahlreiche andere auf- und absteigende Kontrollsysteme des Gehirns.

Herzkontrolle durch Hypothalamus und limbische Strukturen: Das Herz als Verhaltenskomponente
Die Herz- und Kreislaufreflexe des unteren Hirnstamms werden durch übergeordnete Hirngebiete kontrolliert und in komplexe Verhaltensweisen, wie Streß- und Angstreaktionen, eingebunden. Für die Herzänderungen bei Verhaltensreaktionen spielt der Hypothalamus eine ausschlaggebende Rolle. Bei dieser paarigen Hirnstruktur in der Nachbarschaft der dritten Hirnkammer stellen die seitlichen Kerngebiete den Anschluß zu den o.g. anderen Hirnregionen her, wogegen die mehr mittelständigen Kerngebiete vegetative und hormonelle Systeme regeln und dazu über eigene Rückmeldesysteme (z.B. Hormonspiegelmessungen) verfügen. Neuere Ergebnisse machen wahrscheinlich, daß in den neuronalen Netzwerken des Hypothalamus eine Vielzahl von Verhaltensprogrammen (samt

ihren Herz-Kreislauf-Komponenten) bereitsteht, die – durch externe oder interne Signale – unmittelbar in Gang gesetzt werden können. Auch diese „Verhaltensprogramme" werden aber durch die Hirnrinde kontrolliert.

Herzkontrolle durch die Hirnrinde:
Herzwahrnehmung, Kognition und Emotion
Jeder kennt das Herzklopfen, oft schon bei der bloßen Vorstellung von Ärger- und Angstsituationen, und jeder Arzt weiß um die beruhigende Wirkung des Pulsfühlens. Erwartete Streßsituationen, z.B. von unerfahrenen Personen vor Vortrag, Examen oder Fallschirmsprung, lösen meist stärkere Herzschlagbeschleunigungen aus als körperliche Anstrengung. Solche Beispiele zeigen, daß die Herzaktivität im weitesten Sinne auch durch psychische Faktoren beeinflußt wird.

Bemerkenswerterweise beziehen sich die derzeitigen Kenntnisse über die kortikale Herzkontrolle aber fast ausschließlich auf die Auswirkungen kognitiver und emotionaler Zustände (also auf *regulatorische* Vorgänge), wogegen über die Herzwahrnehmung selbst nur wenig bekannt ist.

Einflüsse der *Hirnrindenaktivität* auf die Herzregulation sind durch klinische und experimentelle Beobachtungen nachgewiesen (vgl. Kapitel III.5). Vor neurochirurgischen Eingriffen ist zuweilen auch eine diagnostische Elektrostimulation bestimmter Hirnrindengebiete notwendig. Dabei werden besonders bei Reizung im orbitomedialen Frontallappen und im mediobasalen Schläfenlappen teils abrupte und heftige Herzfrequenz- und Blutdruckreaktionen ausgelöst, wie sie auch bei manchen epileptischen Anfällen vorkommen. Von diesen Hirnrindengebieten sowie der Inselregion sind auch direkte Verbindungen zu Hypothalamus und den vagalen und sympathischen Hirnstammzentren bekannt. Herzschlagbeschleunigung und Blutdruckerhöhung sind auch obligate Begleitreaktionen in Angst- und Streßsituationen. Die Bedrohlichkeit einer Situation wird über die sensorischen Wahrnehmungszentren der Hirnrinde festgestellt und die Angstreaktion mit ihren Herz- und Kreislaufelementen über tiefere Hirnstrukturen

(Mandelkern, Hypothalamus) ausgelöst. Ähnlich können intensive Bedrohungsvorstellungen Angst hervorrufen. Schließlich scheinen entsprechende Reaktionen auch durch das traumatische Wiedererinnern bei der sog. posttraumatischen Belastungsreaktion hervorgerufen zu werden (vgl. Strian 1998, Angst und Angstkrankheiten, C.H.Beck Wissen Bd. 2007).

Eine *subjektive Herzwahrnehmung* (z.B. unregelmäßiger Herzschlag oder kardialer Schmerz) tritt bei allen schwerwiegenden und/oder akuten Störungen der Herzfunktion auf. Der Infarktschmerz gilt gemeinhin als einer der bedrohlichsten und beeinträchtigendsten Schmerzformen überhaupt. Umgekehrt wäre es nicht sinnvoll, daß die Funktion eines inneren Organs wie die des Herzens ständig bewußt wahrgenommen wird. Die Hirnrinde als oberste Wahrnehmungsinstanz für die Außen- und Innenwelt kann aber schwerlich in Unkenntnis über den Zustand der inneren Organe sein, was schon dem modernen Verständnis über neuronale Netzwerke widersprechen würde.

Das *Herzwahrnehmungssystem* (oder allgemeiner, ein Wahrnehmungssystem für körperinterne Signale) ist nach neuesten Ergebnissen auch beim Menschen wahrscheinlich und in Umrissen gesichert. Es scheint durch folgende Merkmale charakterisiert:

- Der periphere Dualismus des Herzwahrnehmungssystems scheint sich (ähnlich der vagal-sympathischen Dichotomie) auch im zentralen Nervensystem fortzusetzen (Abb. 6). Ein „solitäres Bahnsystem" entspringt in der vagalen Eingangsstation von NTS und zieht über bestimmte Thalamuskerne (VPMpc) zur Inselrinde. Ein „spinothalamisches Bahnsystem" entspringt in der sympathischen Eingangsstation des Hinterhorns des Rückenmarks und zieht über andere Thalamuskerne (VPL) zur Postzentralregion. Herzwahrnehmungsbahnen im Vagus scheinen somit primär zur *Inselrinde*, Herzwahrnehmungsbahnen im Sympathikus zur *Postzentralregion* zu verlaufen.
- Die aufsteigenden Bahnsysteme vom Herzen zum Gehirn scheinen zudem durch eine topographische Ordnung so-

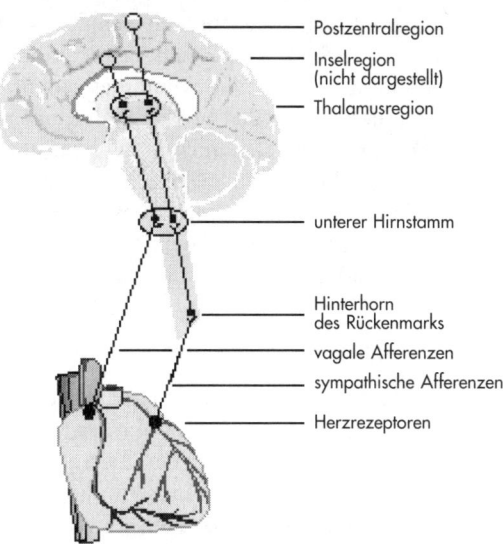

Postzentralregion
Inselregion
(nicht dargestellt)
Thalamusregion

unterer Hirnstamm

Hinterhorn
des Rückenmarks
vagale Afferenzen
sympathische Afferenzen
Herzrezeptoren

Abb. 6: Mutmaßliches duales Herzinformationssystem
über Sympathikus/Rückenmark zur Postzentralregion und
über Vagus/Hirnstamm zur Inselregion
(modifiziert nach Cechetto u. Saper 1990, Craig 1996 u.a.).

wohl in Leitungsbahnen und Schaltstationen wie auch in
der Hirnrinde selbst charakterisiert zu sein. Herz- und andere Organrepräsentationen haben also offenbar durchaus
vergleichbare Struktur- und Funktionsmerkmale wie andere
Wahrnehmungssysteme.

- Die Wahrnehmungsfelder der Hirnrinde für Herzsignale und
zugeordnete Empfindungen (z.B. Armschmerz bei Angina
pectoris) scheinen durch eine gewisse Nachbarschaft der
Repräsentationen zwischen Sinnes- und Körperempfindun-
gen charakterisiert. Dabei liegen die somatosensorischen
Funktionen (Außenweltabbildung) an der Gehirnaußenflä-
che, die viszeralen Funktionen (Organabbildungen) an der
verborgenen Gehirninnenfläche der Inselrinde. Die bei nie-
deren Säugern (Farbabbildung 6 links) enge Beziehung zwischen Herz- und Brustraumrepräsentation (oder Gesichts-

und Schlundregion) ist beim Menschen weniger offenkundig (Farbabbildung 6 rechts). Herz- und Brustraumregion erfahren außerdem durch die entwicklungsgeschichtliche Mitnahme der Herznerven aus den oberen Halssegmenten eine gewisse „Verzerrung", die sich auch in der zentralen Abbildung widerspiegelt. Die schon mehrfach erwähnte viszerosomatische Konvergenz scheint sich aber auch beim Menschen mit der eigentümlichen Beziehung zwischen Außen- und Innenweltabbildung in der Hirnrinde wiederzufinden.

5. Hormonelle Regulation: Herz- und Kreislaufhormone

Herz- und Kreislauffunktionen werden nicht nur vegetativ, sondern auch hormonell, also neuroendokrin, geregelt. Einige Hormone dienen dabei vorwiegend der Leistungsanpassung (sympathische Reaktion), andere der Konsolidierung (parasympathische Reaktion; „Herzschongang"). Manche Hormone werden vorwiegend im Herzen selbst (z.B. ANH), andere vorwiegend in sonstigen Organsystemen (z.B. Angiotensin II) gebildet. Die meisten dieser Hormone kommen allerdings – in biochemischen Varianten – sowohl am Herz-Kreislauf-System wie auch im Gehirn selbst vor. Alle diese Hormonsysteme sind Rückkopplungssysteme mit peripheren und zentralen Rezeptoren, die den aktuellen Kreislaufzustand und den Hormonspiegel selbst ermitteln. Diese neuroendokrinen Rückmeldungen, die somit den nervalen Herzinformationen entsprechen, sind die Grundlage für kurz- und langfristige Kreislaufanpassungen. Rasche Anpassungen erfolgen vorwiegend über nervale, länger andauernde über neuroendokrine Mechanismen. Blutdruckänderungen bei Lagewechsel werden über den Barorezeptorreflex, solche bei körperlicher Anstrengung unter Beteiligung des Renin-Angiotensin-Systems geregelt. Ersteres ist eher durch nicht-adaptive, letzteres durch adaptive Reaktionen charakterisiert.

Das *Renin-Angiotensin-System* ist ein wichtiger Teil des Herz-Kreislauf-Hormonsystems zur Blutdruckregelung, die vor allem durch Änderungen von Gefäßwiderstand und Blutvolumen erfolgt. Renin ist ein aus dem sog. juxtaglomerulären Apparat der Niere ausgeschüttetes Enzym, durch das Angiotensinogen zu Angiotensin I katalysiert wird, aus dem dann durch das Angiotensin-Converting-Enzyme (ACE) die eigentliche blutdruckwirksame Substanz Angiotensin II entsteht. ACE-Hemmer sind wichtige blutdrucksenkende Medikamente. Angiotensin II erhöht den arteriellen Blutdruck teils durch direkte periphere Gefäßverengung, teils durch Aktivierung von Kreislaufzentren in Hypothalamus und Hirnstamm und Ausschüttung von Kreislaufhormonen (z. B. Katecholaminen) in sympathischen Ganglien und im Nebennierenmark. Daneben bestehen Wirkungen auf den Wasser- und Elektrolythaushalt, aber auch auf die Streßhormonachse. Die Reninfreisetzung und das gesamte Renin-Angiotensin-System unterliegen ihrerseits vielfacher Kontrolle. In der Niere wird Renin ausgeschüttet, wenn der Nierenperfusionsdruck unter 85 mmHg sinkt. Druckrezeptoren in den herznahen großen Gefäßen beeinflussen die zentrale und periphere Sympathikusaktivität und Reninsekretion. Die Reninfreisetzung wird ferner direkt durch Angiotensin II und andere humorale Faktoren kontrolliert. Selbstverständlich sind die durch das Renin-Angiotensin-System bedingten Blutdruckänderungen auch mit Änderungen von Herzfrequenz und Schlagvolumen verbunden.

Das *Arginin-Vasopressin-Peptid (AVP oder Vasopressin)* ist ebenfalls ein gefäßverengendes und damit blutdrucksteigerndes Hormon, das vor allem im Hypothalamus abgesondert wird. Volumenrezeptoren im linken Herzvorhof liefern die erforderlichen Rückmeldungen an den Hypothalamus. Bei Blutvolumenabnahme kommt es zu AVP-Ausschüttung, umgekehrt bei Blutvolumenzunahme zu Sekretionsverminderung.

Das *atriale natriuretische Hormon (ANH)* stellt eine Art Gegenspieler zum Renin-Angiotensin-System und zu Vasopressin dar. ANH hemmt direkt die Reninfreisetzung in der Niere und die Vasopressinfreisetzung aus der Hypophyse. ANH stellt insoweit ein „Herzhormon" im engeren Sinne dar, als es (in einer Vorstufenform) vorwiegend in der Vorhofmuskulatur

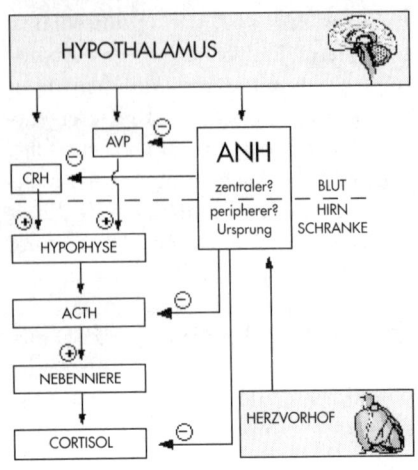

Abb. 7: Atriales natriuretisches Hormon (ANH) und seine hemmenden Wirkungen auf die Streß-hormonachse (modifiziert nach Wiedemann 1998).

gebildet und gespeichert und dort auch, in Abhängigkeit vom Füllungszustand der Herzvorhöfe, in die Blutbahn freigesetzt wird (Abb. 7). Wie der Name ANH besagt, hat es eine natrium- und harnausscheidende sowie eine peripher gefäßerweiternde und blutdrucksenkende Wirkung. ANH hemmt den Sympathikus und andere Hormonsysteme, wie z. B. das Streßhormonsystem. Bei experimentell ausgelösten Angstzuständen fand sich eine erhöhte ANH-Ausscheidung und eine Hemmung von Streßhormonen und Sympathikus. ANH ist somit ein Herzhormon, das auch das Herz selbst als aktives Hormonorgan mit Rückwirkungen bis in psychische Bereiche nachweist. ANH vermittelt hier möglicherweise eine diskrepante subjektive und neuroendokrine Angst- und Streßreaktion (vgl. Strian 1998, Angst und Angstkrankheiten, C. H. Beck Wissen Bd. 2007).

Auch viele andere Hormone beeinflussen Herzfunktionen (z. B. Schilddrüsenhormon die Aktin-Myosin-Wechselwirkung des Herzmuskels). Am Herzen selbst und in den „Herzkontrollzentren" des Gehirns modulieren außerdem zahlreiche Neurohormone die synaptischen Neurotransmitterfunktionen. Am peripheren vegetativen System spielen Neuropeptide wie

Neuropeptid Y (NPY), Substanz P (SP), Calcitonin gen-related peptid (CGRP), vasoaktives intestinales Polypeptid (VIP) und viele andere eine wesentliche Rolle für die sympathische und parasympathische Herz- und Kreislaufregulation.

II. Einige kardiologische Untersuchungsverfahren

1. Elektrokardiogramm (EKG)

Ausgangs- oder Ruhe-EKG

Das EKG ist ein einfaches Meßverfahren, das die meisten Erwachsenen aufgrund von Leistungs- oder Gesundheitsprüfungen aus eigener Erfahrung kennen. Beim EKG wird das elektrische Herzfeld von bestimmten Ableitestellen an Extremitäten oder Brustwand gemessen. Die Beurteilung krankhafter EKG-Veränderungen erfordert Erfahrung. Auch hier ist das Mustererkennungssystem Auge-Gehirn automatischen Analysen oft überlegen. Die Standard-EKG-Ableitungen erfolgen bipolar oder unipolar an den Extremitäten (Einthofen/Goldberger) oder von der Brustwand (Nehb/Wilson).

Extremitätenableitungen stellen gewissermaßen in die Arme und Beine verlängerte Brustwandelektroden dar. Das typische EKG weist positive und negative (nach oben oder unten gerichtete) Zacken und Wellen auf, die mit den Buchstaben P bis T bezeichnet werden (Abb. 8). Positiv sind die herausragende R-Zacke sowie die T- und P-Welle, wogegen Q- und S-Zacken negativ sind. Die Abstände zwischen P-Welle und Q-Zacke werden als PQ-Strecke (-Dauer), die zwischen S-Zacke und T-Welle als ST-Strecke (-Dauer) bezeichnet. Dieses Verlaufsmuster spiegelt die elektrische Herzaktion mit Vorhof- und Kammerteil wider. Der Vorhofteil beginnt mit der P-Welle, die der Erregungsausbreitung in den Vorhöfen entspricht. Der Kammerteil beginnt mit der Q-Zacke. QRS zeigt die Erregungsausbreitung, die T-Welle die Erregungsrückbildung in den Herzkammern. Die Strecken, Zacken und Intervalle sowie Form und Muster des EKG erlauben Aussagen über Erregungsabläufe und ihre Störungen (vgl. Kapitel III.3). Das EKG-Mittelungsverfahren ist eine Variante zur näheren Analyse des QRS-Komplexes (z.B. zur Risikoabschätzung bei Infarktpatienten).

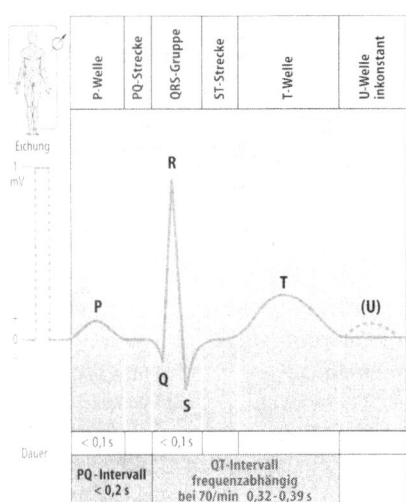

P-Welle	PQ-Strecke	QRS-Gruppe	ST-Strecke	T-Welle	U-Welle inkonstant

Eichung

1 mV

R

T

P   (U)

0

Q

S

Dauer | < 0,1 s | < 0,1 s | | | |

PQ-Intervall < 0,2 s

QT-Intervall frequenzabhängig bei 70/min 0,32–0,39 s

Abb. 8: Charakteristisches
EKG-Muster und durch-
schnittliche Dauer
der Verlaufsabschnitte
(aus Antoni 1995b).

Belastungs-EKG und Ergometrie

Durchblutungsstörungen durch geringgradige (beginnende)
Engstellen der Herzkranzgefäße (vgl. Kapitel III.2) sowie manche Herzrhythmusstörungen treten anfangs oft nur bei körperlicher Belastung auf. Sie werden also nur im Belastungs-EKG
sichtbar. EKG, Blutdruck und ggf. andere Meßwerte werden
daher während Fahrrad- oder Laufbandergometrie gemessen.
Das Verfahren wird ferner eingesetzt zur Therapieüberwa-
chung (z.B. nach PTCA oder Bypass-Operation, vgl. Kapitel
III.2), zur Prognosebeurteilung nach Myokardinfarkt in der
Rehabilitation, bei Verdacht auf sog. stumme Ischämie
(schmerzlose Angina pectoris) und bei bestimmten Arrhyth-
mie- und Schrittmacherproblemen. Akute Herzerkrankungen
schließen solche Belastungstests natürlich aus. Am Fahrrader-
gometer wird bei einer Drehzahl von etwa 50–100 U/min die
Belastung stufenweise von etwa 50–150 W/min gesteigert. Die
Untersuchungsdauer beträgt etwa 15 Minuten bis zur Maxi-
mal- oder Submaximalbelastung und wird bei Auftreten von
Herzbeschwerden sofort abgebrochen. Abbruchkriterien sind

z. B. das Auftreten von Atemnot, Herzbeklemmung, Herzrhythmusstörungen, abnorme Blutdruckreaktion und insbesondere Zeichen der Mangeldurchblutung im EKG, wie die belastungsabhängige ST-Streckenänderung. Die Belastungsbreite ist meist um so geringer, je früher, ausgeprägter und anhaltender eine solche ST-Änderung (meist ST-Senkung) auftritt.

Langzeit-EKG

Herzrhythmusstörungen treten oft nur zeitweilig oder nachts auf und sind dann im Kurzzeit-EKG nur selten faßbar. Bei diesen Patienten (sowie einigen weiteren Indikationen) wird das 24-Stunden- oder Holter-EKG durchgeführt. Dazu wird ein EKG-Registrier- und Bandspeichergerät verwendet (von der Größe eines Taschendiktiergerätes). Die an die Brustwand geklebten EKG-Elektroden führen über dünne Kabel zum Speichergerät, das am Gürtel getragen wird. Der Patient kann mit dem Gerät einen normalen Alltag samt Nachtschlaf verbringen. Auch Telemetriegeräte werden verwendet. Auswertung und Datenverdichtung erfolgen computergestützt, meist mit ärztlichen Kontrollmöglichkeiten.

Elektrophysiologische Untersuchungen (EPU)

Noch genauere Aufschlüsse ermöglicht die EKG-Registrierung aus dem Herzen selbst, nämlich mit Hilfe eines Elektrodenkatheters (Variante des Herzkatheters). Mit Elektrostimulation kann außerdem die Lokalisation abnormer Erregungsabläufe erfaßt werden. Ein Vergleich mit der Registrierung neuronaler Aktivitäten im Gehirn ist naheliegend: Mit dem über der Schädeloberfläche abgeleiteten Elektroenzephalogramm (EEG) kann eine Summationsaktivität darunterliegender Hirnstrukturen ermittelt werden, die Erfassung lokalisierter Erregungsstörungen ist nur mit Hilfe von Tiefenelektrodenableitungen (Stereo-EEG) oder mit stereotaktischer Elektroreizung möglich (vgl. Strian 1998, Angst und Angstkrankheiten, C. H. Beck Wissen Bd. 2007). Die Elektrodenkatheter werden über eine Arm- oder Beinvene unter Bildschirmkontrolle in bestimmte Standardpositionen des Herzens eingebracht, z. B. Koronarsinus (CS), hoher rechter Vorhof (HRA), His-Bündel (HB) und Spitze der rechten Herzkammer (RV). Die spontane oder durch Elektroreizung hervorgerufene Herzaktivität wird über den Elektrodenkatheter gemessen. Häufig werden Vorhof- oder Kammerstimulation durchgeführt. Mit dem Katheter-Mapping oder dem elektrostimulatorischen Pace-Mapping kann der Ursprungsort von Rhythmusstörungen und der genaue Verlauf abnormer Erregungsbahnen aufgezeichnet werden. Die „falschen Bahnen" können dann durch die sog. Katheterablation punktgenau ausgeschaltet werden (vgl. Kapitel III.3). Auch diese beiden Verfahren weisen eine enge Parallele zu den stereotaktischen Methoden am Gehirn auf.

2. Röntgenaufnahme des Brustkorbs

Die *Röntgenaufnahme des Brustkorbs (Röntgen-Thorax)* gehört zur Basisuntersuchung bei Herzerkrankungen. Lage, Größe und Konturen des Herzens sind sichtbar, allerdings keine Herzdetails. Die Herzgröße wird mit dem Herz-/Thorax-Quotienten (CTR) ermittelt. Mit unterschiedlichen Röntgenstrahl-Projektionen lassen sich die Konturen des linken und rechten Ventrikels und Vorhofes und der aufsteigenden Aorta und ihre Veränderungen bei Herzerkrankungen erkennen (z. B. Mitral- oder Aortenkonfiguration oder bluthochdruckbedingte Linksherzvergrößerung). Gelegentlich sind Klappen- oder Gefäßverkalkungen sichtbar. Die Lungengefäßzeichnung zeigt den venösen Rückstau bei Linksherzinsuffizienz.

3. Echokardiographie

Echoschallverfahren (Echolot) sind bekannt aus der Schiffahrt zur Erkennung von Bodenstruktur oder Fahrwassertiefe. Die *Echo- oder Ultraschallkardiographie* nutzt die Reflexion der von einem piezoelektrischen Kristall (Schallkopf) ausgesandten Ultraschallwellen an den Herzstrukturen. Die Schallwellen werden von den Grenzflächen der Herzstrukturen (Klappen,

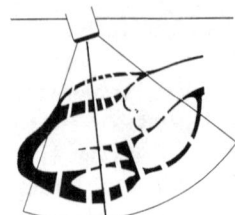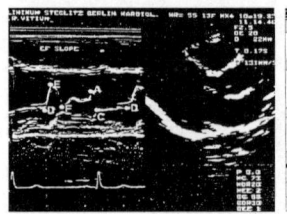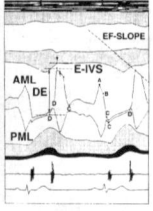

Abb. 9: Darstellung der Mitralklappe im M-Mode-Echokardiogramm.
Links Schallebene (Anlotung), Mitte Rückstellbewegung
des vorderen Mitralsegels (sog. EF-Slope), rechts Berechnung
charakteristischer Meßwerte der Mitralklappenverhältnisse
(modifiziert nach Kruck u. Biamino 1987).

Vorhof- und Kammerwände etc.) unterschiedlich reflektiert, so daß aus dem Echomuster eine Art Schnittbild des Herzens rekonstruiert werden kann (Abb. 9). Der Schallkopf sendet die Schallwellen aus und registriert gleichzeitig das Echobild. Durch Lage und Richtung des Schallkopfes („Anlotung") auf der Brustwand über dem Herzen gewinnt man eine dreidimensionale Rekonstruktion des Herzens (z.B. in der Vorhof-, Kammer- oder Klappenringebene). Während z.B. Röntgenaufnahmen nur eine Momentaufnahme erlauben, kann mit dem Echokardiogramm die fortlaufende Bewegung des Herzens wie in einem Filmablauf dargestellt werden.

Durch die Variante der Dopplersonographie (einschließlich des sog. Farbdopplers) können auch die Blutflüsse im Herzen (wie z.B. Ein- und Ausstrom des Blutes in Vorhöfen und Kammern und insbesondere die Blutströmung durch die Klappen) filmartig betrachtet werden. Außerdem sind genaue Berechnungen z.B. der Wandstärke der Herzkammern, der Ventildurchmesser und der Strömungsgeschwindigkeiten möglich.

Bei der „klassischen" Echokardiographie werden die eindimensionale M-Mode-Technik und die zweidimensionale 2D-Technik unterschieden. Die *M-Mode-Technik* hat bessere Bildschärfe und zeitliche Auflösung, zentriert den Schallstrahl auf bestimmte Herzstrukturen und erlaubt damit quantitative Berechnungen (vgl. Abb. 9). Die 2D-Technik bietet ein sektorenförmiges Schnittbild des Herzens in verschiedenen Ebenen und erlaubt damit eine Art dreidimensionaler Funktionsanalyse.

In der Längsachse des Herzens erfaßt der Strahlengang im *2D-Mode* die Aortenwurzel, die Aortenklappe, die linke Herzkammer, die Mitralklappe und den linken Vorhof. (In diesem Schnittbild sind besonders schön sichtbar die im Blutstrom schwebenden Bewegungen der beiden Mitralsegel mit einer geradezu faszinierenden Leichtigkeit der Klappenfunktion).

In der Querachse des Herzens verläuft der Strahlengang (bei Drehung des Schallkopfes um 90°) von der Herzbasis zur Herzspitze, und es werden üblicherweise 4 Schnittbildebenen („Anlotungsebenen") dargestellt. Die oberste oder Basisebene zeigt die Herzstrukturen kreisförmig angeordnet um die Aortenwurzel in der Mitte. Oberhalb (Schnittebene I) werden von links nach rechts die rechte Herzkammer, die Trikuspidalsegel und der rechte Vorhof sichtbar. Unterhalb (Schnittebene II) liegt der linke Vorhof. Man erhält vor allem Auskunft über das rechte Herz. In der Schnittebene III sieht man „fischmaulartige" Öffnungs- und Schließbewegungen und die kreisförmigen Wandabschnitte der linken Herzkammer. In Schnittfläche IV stellen sich besonders die linken Herzkammerwände dar.

Die *apikale Darstellung,* d. h. von der Herzspitze her, ist besonders gut nachvollziehbar. Die Schallschwellen verlaufen durch alle 4 Herzkammern (*4-Kammer-Blick;* Farbabbildung 7), in einer Variante auch durch den Blutausstrom des linken Ventrikels (*5-Kammer-Blick*). Neben Herzkammern und Vorhöfen sieht man die Bewegungen von Mitral- und Trikuspidalsegel und kann Änderungen der Kammerwände und der Segel gut beurteilen.

Mit der *Doppler-Methode* werden sogar die Blutbewegungen im Herzen sichtbar. Die vom Schallkopf ausgesandten Schallwellen reflektieren nämlich auch an den Blutzellen, die mit dem Blutstrom durch Herz und große Gefäße bewegt werden. Durch die Blutbewegung entsteht eine Frequenzänderung der Schallwellen (Dopplereffekt), die somit die Strömungsgeschwindigkeit widerspiegelt. Die Dopplerfrequenz ist um so höher, je höher die Blutflußgeschwindigkeit ist. Die Blutflußänderungen können graphisch und akustisch dargestellt werden. (Auch diese Strömungsgeräusche vermitteln ein außerordentlich lebendiges Hörbild der Blutbewegungen im Herzen.)

Im Schallkopf werden 2 Schalltypen verwendet, der Continuous- und Pulse-Wave-Doppler (CW- oder PW-Doppler), mit denen bestimmte Blutflußgeschwindigkeiten im Herzen gezielt erfaßt werden können. Durch Zusatzverfahren kann die Blutflußbeschleunigung im Klappenbereich oder die Klappenöffnungsfläche (Druckhalbierungszeit) berechnet werden.

Mit dem *Farbdoppler-Verfahren* können Blutflußgeschwindigkeiten farbkodiert wiedergegeben werden. Entsprechend der Konvention ist der Blutstrom zum Schallkopf rot, der Blutfluß vom Schallkopf weg blau kodiert, Turbulenzen erscheinen grün. Im 4-Kammer-Blick mit Farbkodierung erscheint der diastolische Einstrom über den AV-Klappen daher rot, der Ausstrom entlang des intraventrikulären Systems blau kodiert (Farbabbildung 8).

4. Herzkatheteruntersuchungen

Katheteruntersuchungen der Herzkammern, der Herzkranzgefäße und der herznahen großen Gefäße sind „invasive" Eingriffe mit hohem technischen Aufwand, die für den Patienten mit gewissen Belastungen und gelegentlich (besonders Risikopatienten) mit Komplikationen verbunden sind. Die Komplikationen liegen zwar bei weniger als 1 % der Untersuchungen, infolge der Risikopatienten ergibt sich aber ein statistisches Mortalitätsrisiko für etwa einen von 1000 Patienten. Herzkatheteruntersuchungen erfordern daher Einwilligung und genaue Aufklärung des Patienten und strikte Vorbereitungsmaßnahmen. Die Strahlenbelastung ist hoch. Das Herzkatheterlabor ist eine hochtechnische Angiographieanlage mit umfangreicher Elektromedizin- und Bildgebungsausstattung und Notfalleinrichtungen. Eine *Herzkatheteruntersuchung* wird u.a. vor Herzoperation, den sog. interventionellen, kathetergeleiteten Eingriffen (PTCA, Stent etc.) und bei sonst nicht zu klärenden Herzerkrankungen durchgeführt. Patienten mit bestimmten Erkrankungen dürfen nicht mit Herzkatheter untersucht werden.

Herzkammern und Herzkranzgefäße werden mit dem Herzkatheter zumeist über eine Beinarterie (in der Leistenregion) und die Hauptschlagader (Aortenbogen) erreicht. Zunächst wird ein sog. Pigtail-Katheter bis in die linke Herzkammer vorgeschoben, und es erfolgt durch Kontrastmittelinjektion die Ventrikulographie, d.h. die filmische Aufzeichnung der Herzkammer (vgl. Abb. 14 A). Danach findet ein Katheterwechsel statt. Es wird nun ein Judkins-Katheter (mit Katheterspitzenbiegung für links oder rechts) zur Darstellung der linken und rechten Herzkranzarterie eingeschoben und damit die Koronarangiographie durchgeführt (vgl. Abb. 14 B).

Selten wird der Zugang über die Armarterie (Arteria brachialis) gewählt, der durch die erforderliche Gefäßfreilegung etwas aufwendiger, für den Patienten in bestimmten Situationen aber eher schonender ist. Bei der Sones-Technik wird der „Sones-Katheter" über Arm und Aorta bis zu den Einmündungsstellen der Herzkranzgefäße (Koronarangiographie) und dann in die linke Herzkammer geschoben (Ventrikulographie).

Die *Ventrikulographie* ist die filmische Aufzeichnung der linken (und ggf. rechten) Herzkammer nach Kontrastmittelinjektion über den Katheter (vgl. Abb. 14 A).

Der Linksherzkatheter gibt Auskunft über Struktur und Funktion der Herzkranzarterien und des linken Ventrikels. Der Rechtsherzkatheter liefert Informationen über Herz- und Kreislauffunktion im Lungen- und Körperkreislauf sowie über Störungen der Lungendurchströmung (Lungenperfusion) und über die Schwere bestimmter Lungen- und Herzerkrankungen. Schließlich sind genaue Druckmessungen im Herzen selbst und insbesondere im Lungenkreislauf möglich.

Die *Koronarangiographie* (Kontrasteingabe am Herzkranzgefäßursprung) bzw. die selektive Koronarangiographie (Kontrasteingabe in einzelne Herzkranzgefäße) ist das wichtigste

Untersuchungsverfahren bei koronarer Herzkrankheit, da sie insbesondere die Indikation zu einer chirurgischen oder interventionellen Behandlung klärt. Die wichtigste Aussage der koronarangiographischen Untersuchung ist die Beurteilung von Ort, Art, Ausmaß, Länge usw. der gefäßsklerotischen Veränderungen (vgl. Abb. 14 B). Beurteilt wird beispielsweise der Prozentsatz der Gefäßeinengung (Stenosegrad) und sein tatsächlicher Stellenwert für eine koronare Durchblutungsstörung sowie die Anzahl der betroffenen Gefäße (so daß z.B. von Ein-, Zwei-, Drei- oder Mehrfachgefäßerkrankung gesprochen wird).

Katheterverfahren werden häufig mit anderen Methoden kombiniert, z.B. mit dem sog. *Elektrodenkatheter* zur Elektrostimulation oder mit herzszintigraphischen (nuklear-medizinischen) Verfahren. Auch die *Herzmuskelbiopsie*, z.B. die Entnahme von Herzmuskelproben nach Herztransplantation, erfolgt über einen Katheter, der in diesem Fall mit einer Mikrozange an der Katheterspitze („Biotom") ausgestattet ist. Der Zugang erfolgt von der Hals- oder Leistenregion her.

5. Bildgebende Verfahren

Mit Bildgebung (Imaging) werden heute Untersuchungsverfahren zusammengefaßt, bei denen Signale aus dem Körper an seiner Oberfläche registriert und in Zahlenwerte (Zahlenmatrix) umgesetzt werden. Bei den modernen Bildgebungsverfahren werden als Signale nicht nur Röntgenstrahlen, sondern auch radioaktive Strahlung, Kernspinresonanzsignale oder Ultraschallreflexionen benutzt. Allen Verfahren gemeinsam ist, daß mit Detektoren an der Oberfläche des Körpers ein Signal gemessen wird, das entweder von ihm selbst ausgesandt wird oder durch ihn hindurchgegangen ist. Im ersten Fall wird von Emissionsverfahren (z.B. PET mit Radiotracergabe), im zweiten Fall von Transmissionsverfahren (z.B. Röntgenstrahlen bei Computertomographie) gesprochen. Die rasante Weiterentwicklung dieser Verfahren erlaubt überdies immer bessere räumlich-zeitliche Auflösungen und damit genauere bildhafte

Umsetzungen. Die Darstellung des Herzens mit bildgebenden Verfahren wird allerdings erschwert durch die ständige Formänderung des Herzens innerhalb jedes Herzzyklus, die gewissermaßen ein „Einfrieren" der Herzbewegung durch geeignete Mittelungsverfahren erforderlich macht. Die Zukunft dieser Methoden ist letztlich eine dreidimensionale, holistische Darstellung des Herzens samt seiner Binnenstrukturen und der Herzkranzgefäße.

Mit der *Herzszintigraphie* können vor allem Durchblutungsstörungen des Herzmuskels (Myokardperfusionsstörungen) nachgewiesen werden. Bei der Untersuchung wird eine radioaktiv markierte Substanz (Radiotracer) intravenös injiziert. Der Radiotracer verteilt sich in Blutkreislauf und Herz und reichert sich im Herzmuskel an. Die vom Radiotracer ausgesandten Gammastrahlen werden von einer Gammakamera erfaßt und durch Meßwertverarbeitung zum herzszintigraphischen Bild umgesetzt. Als Radiotracer werden z.B. Thallium-Chlorid und Technetium-MIBG verwendet. Bei lokaler Durchblutungsstörung des Herzmuskels ist die Traceraufnahme vermindert, wird aber durch Blutumverteilung auch in den minderdurchbluteten Gebieten wieder aufgefüllt (Redistribution). Bei unzureichender Redistribution zeichnen sich daher Myokardinfarktnarben als Speicherungsdefekte ab. Bei der Dipyridamol-Tl-Variante wird dem schlecht durchbluteten Herzmuskelgebiet durch das Pharmakon Koronarblut entzogen, und es kann (zur Diagnosesicherung) eine experimentelle Angina pectoris provoziert werden.

Bei der *Herz-Computertomographie (Herz-CT)* werden mit Hilfe der Röntgenstrahlabsorption an den Herzstrukturen transversale Schichtbilder durch das Herz rekonstruiert. Die Strahlenabsorptionswerte werden in einer zweidimensionalen Bildpunktmatrix, die jeweils ein Schichtbild repräsentiert, dargestellt: Als Pixel wird die kleinste Einheit eines (zweidimensionalen) Bildes, als Voxel entsprechend das kleinste Volumenelement eines (dreidimensionalen) Objektes bezeichnet. Auch beim Herz-CT handelt es sich um ein gemitteltes Herzbild aufgrund von Aufnahmeserien während der Diastole. Bei der

Elektronenstrahltomographie (EBT) lassen sich die Herzbewegungen soweit ausblenden, daß auch gewisse Herzkranzgefäßveränderungen (z.B. frühe Verkalkungen) erkennbar werden.

Die magnetische Kernspinresonanz (Nuclear Magnetic Resonance, NMR oder MR) beruht auf elektromagnetischen Eigenschaften von bestimmten Atomkernen. Atomkerne mit einer ungeraden Zahl von Nukleonen (Protonen oder Neutronen) besitzen einen eigenen Drehimpuls (Spin). In einem äußeren Magnetfeld richten sich diese Spins parallel aus und können somit durch einen Hochfrequenzimpuls aus ihrer Position ausgelenkt werden. Wird der Hochfrequenzimpuls abgeschaltet, so kehrt das ausgelenkte System in seine Ausgangslage zurück und sendet dabei ein Resonanzsignal aus. Dieses Resonanzsignal kann registriert und zu einem Bild verarbeitet werden. Mit MRI sind beliebige Schnittbildrichtungen möglich. Zur Darstellung der Herzstrukturen müssen auch hier durch EKG-gesteuerte Zeitfenster die Herzbewegungen „eingefroren" werden. Patienten mit Rhythmusstörungen können daher mit diesem Verfahren nicht untersucht werden. Wegen des verwendeten starken Magnetfeldes darf die Methode zudem nicht bei Patienten mit Herzschrittmachern, bestimmten Herzklappenprothesen und Gefäßclips aus bestimmten magnetisierbaren Metallverbindungen durchgeführt werden.

Das Herz-MRI erlaubt eine recht genaue Darstellung der Herzstrukturen und ihrer Störungen, z.B. bei Herzanomalien und Klappenfehlern, Kardiomyopathie und anderen Herzerkrankungen.

Eine *Magnet-Resonanz-Koronarangiographie (MRA)* ist ein nicht-invasives Verfahren, bei dem Veränderungen sogar an den Herzkranzgefäßen sichtbar gemacht werden können, sodaß zukünftig ein Teil der Herzkatheteruntersuchungen überflüssig werden könnte. Die MR-Koronarangiographie wird mit der R-Zacke des EKG und atemkontrolliert gesteuert und erlaubt daher, aus einem dreidimensionalen Datensatz des Herzens einzelne Koronararterien zu rekonstruieren (Abb. 10).

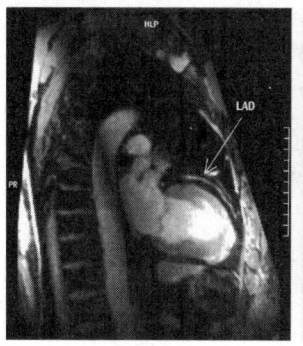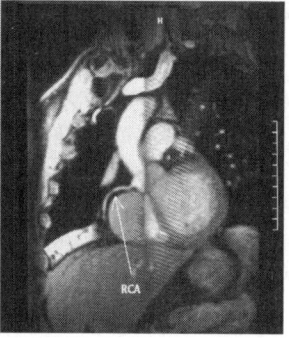

Abb. 10: Darstellung von Herz und großen Gefäßen im Brustraum.
Unteres Bilddrittel Bauchraum mit Bauchorganen.
Linkes Bild: Seitenansicht der rekonstruierten linken Herzkammer mit
dem zur Herzspitze absteigenden Ast der linken Herzkranzarterie (LAD).
Linker Bildrand Wirbelsäule und Aorta, rechter Bildrand vordere
Brustwand. *Rechtes Bild:* Vorderansicht auf Herzkammern und große
Herzgefäße. An der rechten Herzkammer absteigende rechte Herz-
kranzarterie (RCA) (Untersuchung mit 1,5-Tesla Kernspintomograph,
Magnetom Vision, Siemens; MRA-Bilder freundlicherweise zur
Verfügung gestellt vom Röntgeninstitut Dr. U. Rohde, München).

Der *Positronen-Emissions-Tomographie (PET)* liegt zugrunde,
daß beim Zerfall einiger künstlicher radioaktiver Isotope, mit
der Umwandlung eines Protons in ein Neutron, Positronen
entstehen. Das Positron ist ein Elementarteilchen der gleichen
Masse wie ein Elektron, jedoch mit einer positiven Elementar-
ladung. Trifft ein Positron auf ein Elektron, so werden beide
Elementarteilchen vernichtet unter Aussendung von zwei
Gammaquanten mit einem Emissionswinkel von 180°. Diese
Strahlung wird als „Vernichtungsstrahlung" bezeichnet. Diese
wird mit gleicher Energie in die entgegengesetzte Richtung
emittiert und kann somit durch zwei gegenüberliegende Detektoren erfaßt werden. Die Herkunft der Strahlung läßt sich
genau lokalisieren. Bei der klinischen Anwendung von PET
werden positronenemittierende Radiotracer injiziert und deren Gewebskonzentrationen gemessen. Mit dem Verfahren
lassen sich Durchblutung, Sauerstoffverbrauch und unter-

schiedliche Stoffwechselprozesse des Herzmuskels, ja sogar prä- und postganglionäre sympathische Neurotransmitter messen. Das Verfahren ist aber schon deswegen weitgehend auf Forschungsinstitutionen beschränkt, weil die Positronen emittierenden Radionuklide durch eine Kernreaktion erzeugt werden müssen und PET-Anlagen daher die Nähe eines Teilchenbeschleunigers (Zyklotron) erfordern.

6. Neurokardiologische Diagnostik

Untersuchungsverfahren, die Wechselwirkungen zwischen Herz- und Gehirnerkrankungen prüfen, werden heute noch wenig verwendet. Größere Erfahrung besteht allerdings bereits bei der sog. autonomen Neuropathie (vegetative Nervenstörung), insbesondere bei Diabetes mellitus. Die kardiale Neuropathie stellt bei diesen Erkrankungen eine keineswegs seltene Komplikation dar. Untersucht werden dabei vor allem Herzfrequenz- und Blutdruckregulationsstörungen als Folge der vegetativen Nervenstörung. Bei verminderter Vaguskontrolle tritt ein beschleunigter Pulsschlag und manchmal auch eine unzureichende Blutdruckreaktion bei Lageänderungen des Körpers auf (Orthostasereaktion). Zur Überprüfung der vagalen und sympathischen Kontrolle des Herzens werden Herzfrequenz- und Blutdruckreaktionen auf Belastungen wie vertiefte Atmung, Atempreßmanöver (Valsalva), Aufrichten aus dem Liegen (Kipptisch) oder Faustpressen (isometrische Muskelkontraktion), gelegentlich auch simulierte Tauchversuche oder pharmakologische Tests (Atropin, Noradrenalin etc.) durchgeführt.

Ein einfaches Maß der sympathisch-vagalen Balance am Herzen ist die mit der Einatmung beschleunigte und mit der Ausatmung verlangsamte Herzfrequenz, die sog. *respiratorische Sinusarrhythmie*. Bei kardialer Neuropathie fehlen diese atmungsbedingten Herzfrequenzschwankungen. Der Herzschlag ist starr und fixiert, auch die Nachtabsenkung der Herzfrequenz („Schongang") fehlt. Noch genauer lassen sich Sympathikus- und Vaguseinflüsse auf die Herzfrequenz mit *spektralanalytischen Verfahren* ermitteln (Abb. 11).

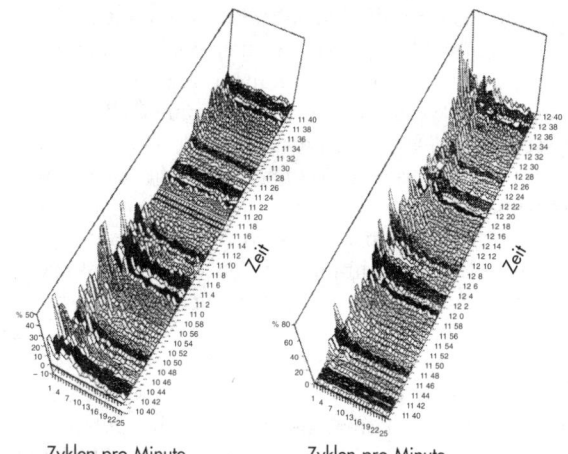

Zyklen pro Minute   Zyklen pro Minute

Abb. 11: Spektralanalyse der Herzfrequenzschwankungen
in aufeinanderfolgenden 1-Minuten-Abschnitten, links verminderte
Schwankungen nach pharmakologisch ausgelöster Panikattacke
(ab 11.00 Uhr), rechts keine Änderung unter Placebobedingung.

Herzwahrnehmungsmethoden, mit denen Herzrückmeldungen zum Gehirn gemessen werden können, stehen klinisch
noch kaum zur Verfügung. Die *subjektive Herzwahrnehmung*
kann überprüft werden durch das Schätzen der Herzfrequenz
in vorgegebenen Zeitintervallen oder durch die Unterschei-
dung einer akustisch wiedergegebenen Herzschlagfolge, bei
der die wahre, eine zeitversetzte und eine zufällige Herzrate
in 30-Sekunden-Intervallen angeboten werden. Die *Wahrnehmung von Herzarrhythmien* kann im 24-Stunden-EKG dadurch
festgestellt werden, daß der Patient bei jeder wahrgenom-
menen Herzunregelmäßigkeit diese durch einen Tastendruck
auf dem Registriergerät markiert. Gelegentlich wird in der
Herzdiagnostik die Schmerzwahrnehmung am Herzen durch
pharmakologische Provokation (z. B. Dipyridamol-Test, siehe
S. 43) überprüft. Ein *objektiver Nachweis der Herzwahrnehmung* scheint mit Hilfe des *kardial evozierten Potentials*
(Cardiac evoked potential – CEP) möglich. Dabei wird davon

ausgegangen, daß mit der Herzaktion (insbesondere der Systole) Rezeptoren am Herzen selbst, aber auch an den Gefäßen, dem Brustraum und der Brustwand erregt werden. Die mit dem Herzschlag verbundenen Signale zum Gehirn sind also teils kardiosensibel, teils somatosensibel. Die erstgenannten gelangen über Vagus und Sympathikus, die zweitgenannten über sensible Nerven und Rückenmarksbahnen zu den Wahrnehmungsfeldern von Insel- und Postzentralregion (vgl. Kapitel I.4). Da solche Einzelimpulse in der Hirnstromkurve nicht nachweisbar sind, erfolgt eine Mittelung der EEG-Abschnitte, die den R-Zacken einer längeren Herzschlagabfolge (ca. 2 000 Herzschläge) zugeordnet sind. Die Methode ist der Signaldurchgangsprüfung in den Sinnessystemen vergleichbar. Bei akustisch evozierten Potentialen werden die durch Tonreize ausgelösten EEG-Veränderungen über dem „Hörfeld" der Hirnrinde gemittelt. Das CEP muß in störungsfreien Zeitfenstern registriert werden (vgl. 2. Meßfeld in Farbabbildung 9). Es weist eine ähnliche Form, Amplitude, Latenz und Dauer wie die anderen evozierten Potentiale auf, ist aber wegen des zugrunde liegenden „Signalschauers" aus dem Herzen weniger markant. CEP ist besonders gut sichtbar im sog. „Brain mapping" (Farbabbildung 9 rechts), das sich als eine Momentaufnahme oder Landkarte der elektrischen Aktivität der verschiedenen Hirnrindenabschnitte verstehen läßt (wie man sie gewissermaßen bei einem Satellitenblick von oben auf die Gehirnoberfläche entdecken könnte). Untersuchungen bei Patienten mit Störung oder Durchtrennung von Herznerven (Diabetische Herzneuropathie, Herztransplantation) zeigen Veränderungen, die den Deformationen sensorisch evozierter Potentiale (z.B. bei Krankheiten der Sinnesnerven) vergleichbar sind.

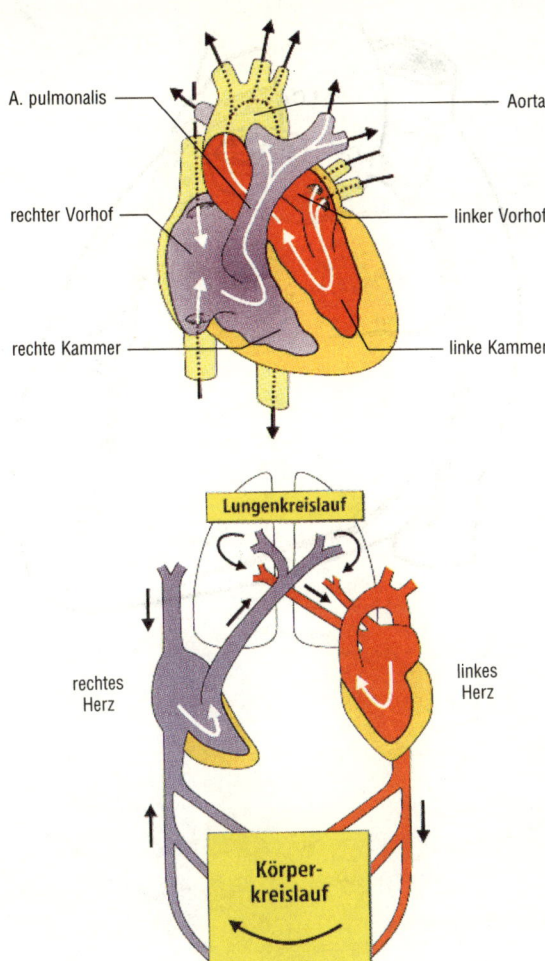

Farbabbildung 1: oben: Vorderansicht des „aufgeschnittenen" Herzens
mit Vorhof und Kammer des linken und rechten Herzens (rot/blau)
sowie den Ein- und Ausgangsgefäßen des Herzens.
unten: Getrennte Darstellung des linken und rechten Herzens (rot/blau)
und seiner Einbindung in Lungen- und Körperkreislauf.
Hirnkreislauf nicht aufgeführt (aus Antoni 1995a).

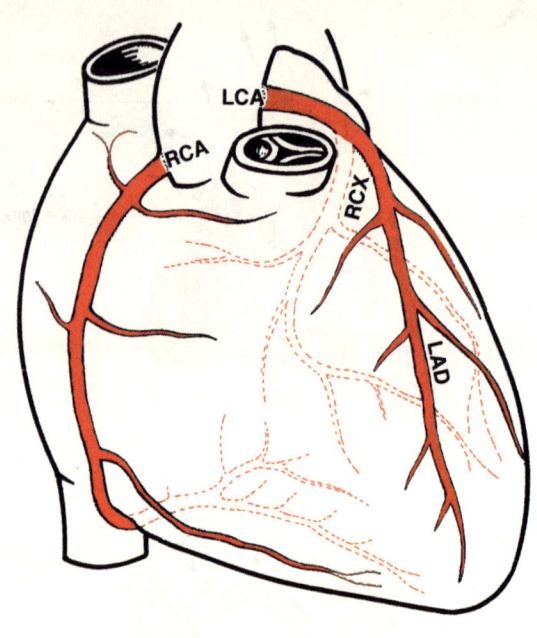

Farbabbildung 2: Herzkranzgefäße in Vorderansicht des Herzens.
Rückseitige Gefäße „durchscheinend". LCA = linke Koronararterie
mit absteigendem Ast (LAD oder RIVA) und rückwärtigem Ast (RCX).
RCA = rechte Koronararterie und rückwärtige Verzweigungen.

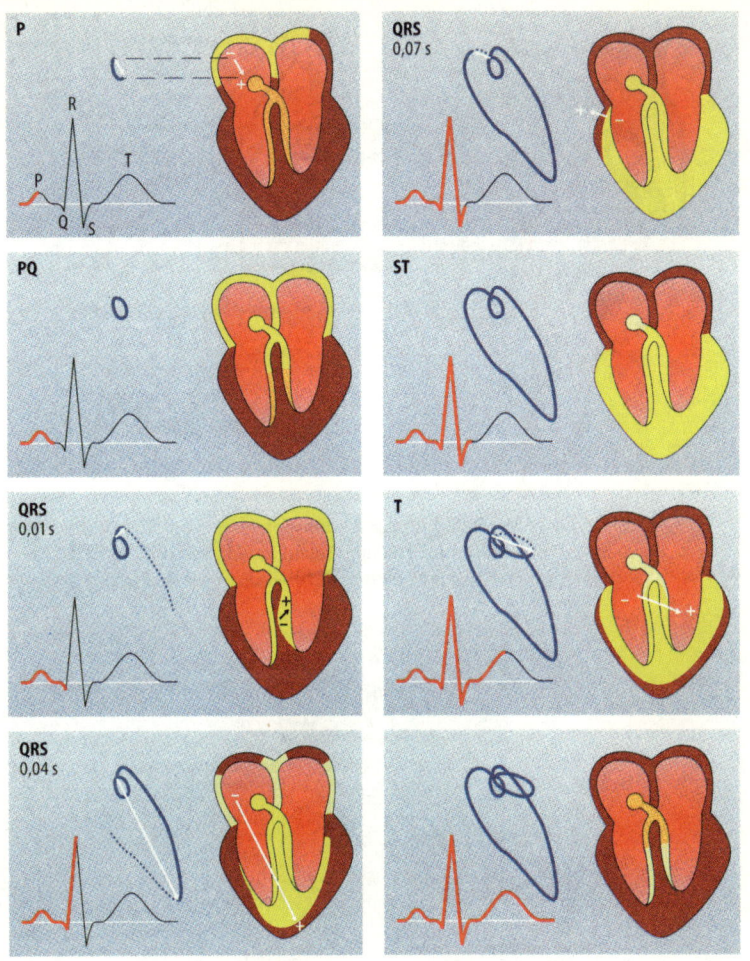

Farbabbildung 3 rechts: Erregungsablauf im Herzen (gelb) während einer
Herzaktion (von links oben nach rechts unten)
links: zugeordneter EKG-Ablauf (rot), Mitte: Vektorschleife
(aus Antoni 1995 b).

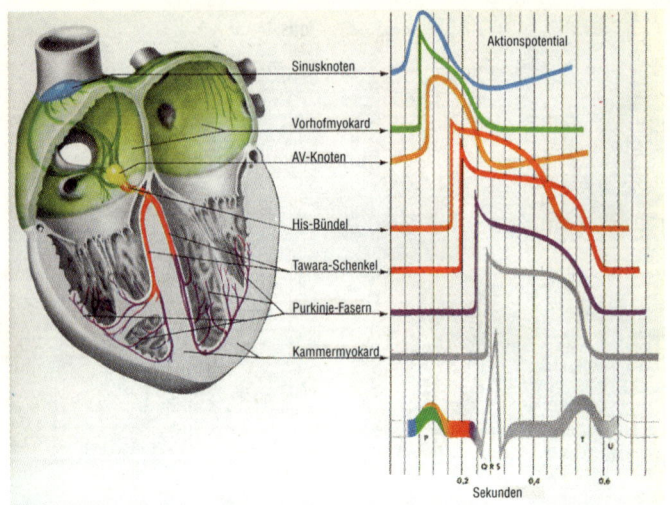

Farbabbildung 4: Veränderung der Aktionspotentiale vom Sinusknoten zum Kammermyokard mit Erregungsablauf am Herzen und im EKG (aus Netter 1990).

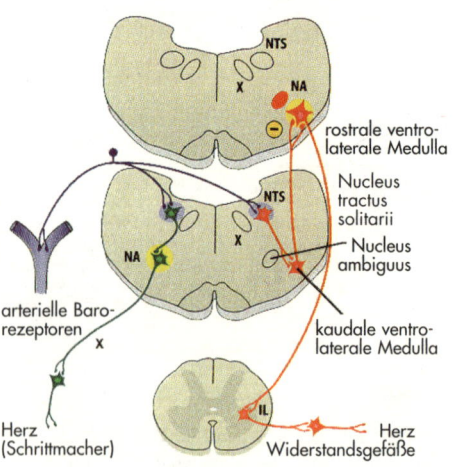

Farbabbildung 5: Verschaltung der kardiovaskulären Hirnstammreflexe (aus Jänig 1995).

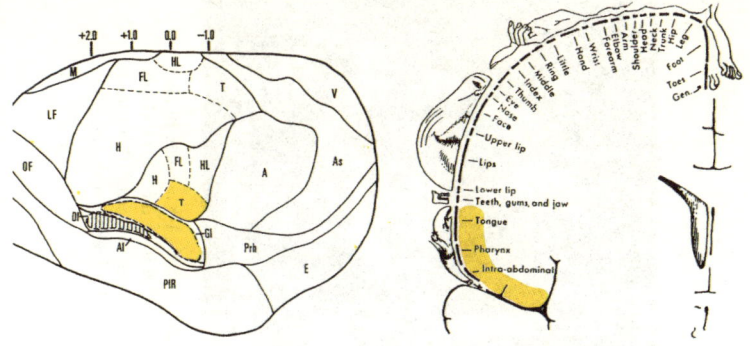

Farbabbildung 6: Nachbarschaft der viszeralen/kardialen und
somatosensorischen/thorakalen Repräsentationen in der postzentralen
und insulären Hirnrinde (links Ratte, rechts Mensch) (modifiziert nach
Penfield u. Rasmussen 1950, Cechetto u. Saper 1987, Saper 1996).

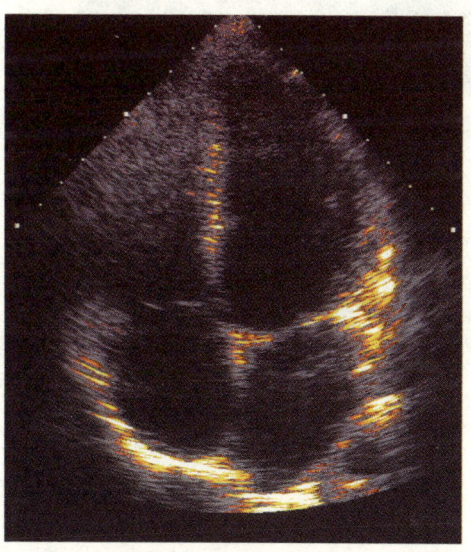

Farbabbildung 7: Echokardiographischer 4-Kammer-Blick (Herzwände
und Herzklappen sind durch die Schallreflexion sichtbar gemacht).

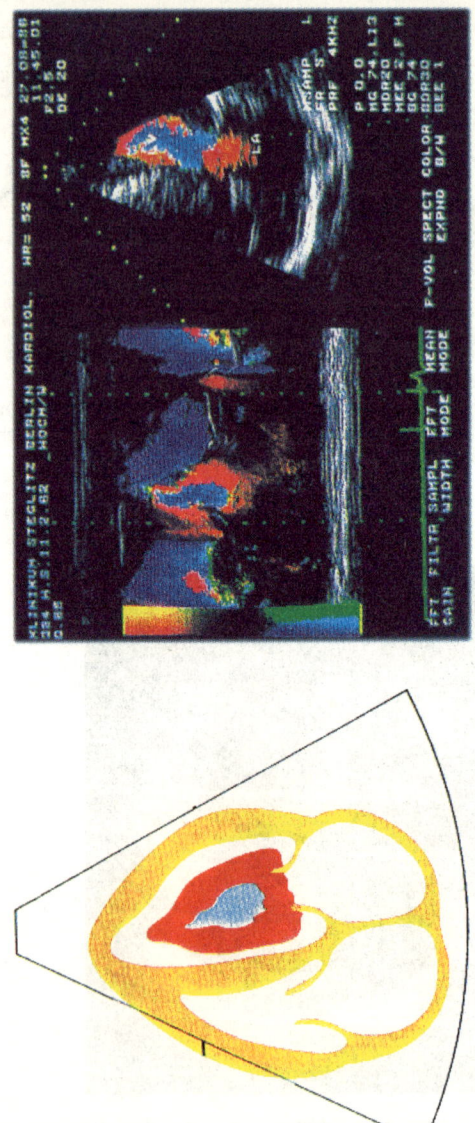

Farbabbildung 8: Rechtes Bild zeigt Farbdoppler-Echokardiographie, links M-Mode, rechts „4-Kammer-Blick". Linkes Bild skizziert den diastolischen Einstrom vom linken Vorhof in den linken Ventrikel über die Mitralklappe. Während der Einstromphase (rot) kommt es zentral zu einer Farbumkehr von rot nach blau (Aliasing-Phänomen) durch unterschiedliche Blutflußgeschwindigkeit. Auch im M-Mode gut sichtbar der frühdiastolische Farbumschlag von rot nach blau (aus Kruck u. Biamino 1987).

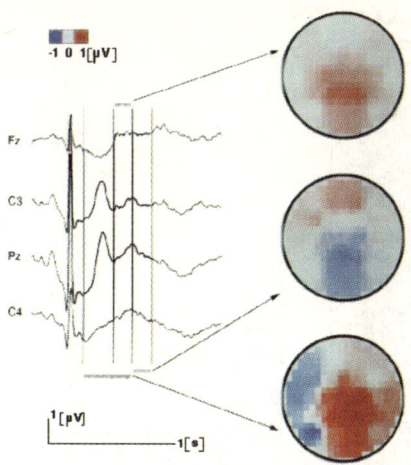

Farbabbildung 9: Kardial evoziertes Potential (am deutlichsten in Ableitung C4) und zugeordnetes Brain-mapping in den artefaktfreien Meßfeldern (oberes und unteres Fenster).

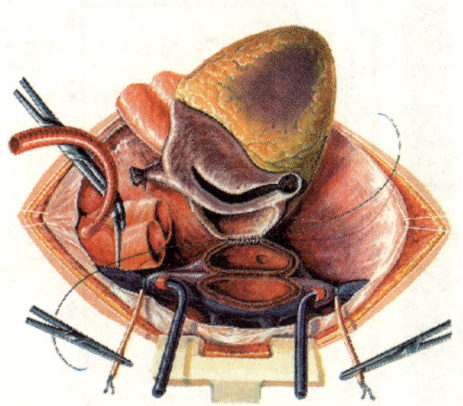

Farbabbildung 10: Orthotope Herztransplantation nach Lower und Shumway. Blick in den offenen Brustkorb mit Gefäß- und Vorhofanschnitten (bei bereits entferntem Empfängerherz). Beginn der Einnaht des Spenderherzens (oben) am linken Vorhof (aus Reichart 1987).

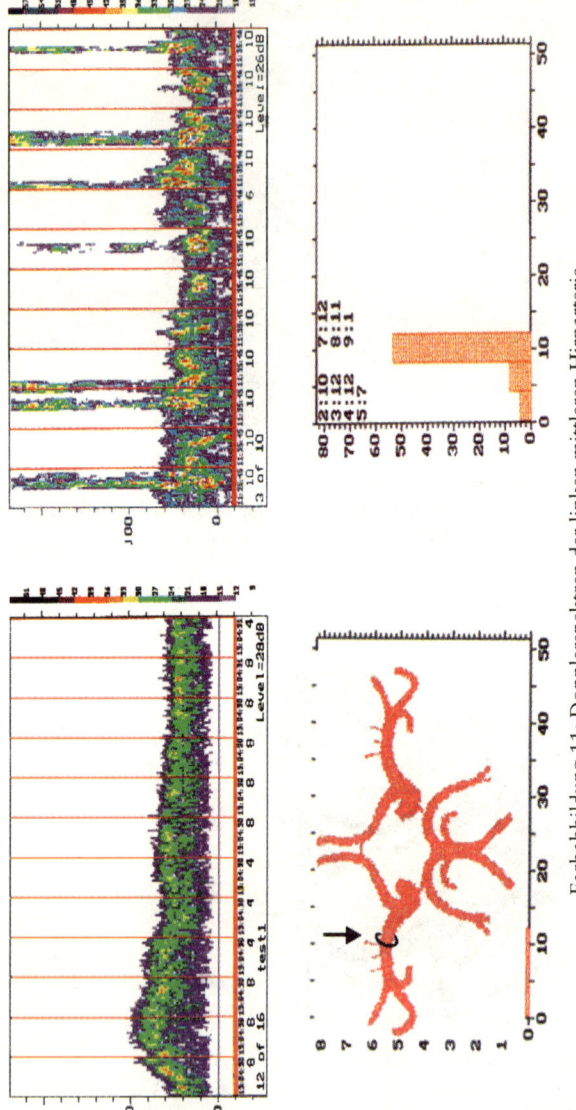

Farbabbildung 11: Dopplerspektren der linken mittleren Hirnarterie.
Oben links normales Spektrum. Oben rechts „Microbubbles" (spektrale Farbänderung!), die durch das offene
Foramen ovale vom rechten in den linken Vorhof und über die linke Herzkammer in die Hirngefäße gelangen.
Unten links Meßort kurz nach dem Abgang der mittleren Hirnarterie vom Gefäßpool des Circulus Willisi
(Gehirnbasis). Unten rechts Anzahl der gemessenen Mikroembolien.
(Abbildung freundlicherweise zur Verfügung gestellt von Herrn Dr. Lechner, MPI für Psychiatrie, München.)

III. Erkrankungen und Miterkrankungen des Herzens

1. Die gestörte Pumpfunktion des Herzens: Die Herzinsuffizienz

Eine *Pumpschwäche des Herzens* mit vermindertem Blutauswurf in den großen oder/und kleinen Kreislauf führt zwangsläufig zu mangelhafter Blut-, Sauerstoff- und Nährstoffversorgung aller anderen Organe (vor allem des Gehirns), aber auch des Herzens selbst. Herzinsuffizienz ist daher zwar primär eine Herzkrankheit, die aber mit vielen Konsequenzen für den Gesamtorganismus verbunden ist. Für die Entstehung der Pumpschwäche des Herzens sind unterschiedliche Störungen, hauptsächlich des Herzmuskels, der Herzklappen und der Druckverhältnisse vor, in oder nach dem Herzen, verantwortlich. Der Schweregrad der Herzinsuffizienz wird klinisch nach der NYHA-Klassifikation (siehe unten) vorgenommen.

Gemäß den Ursachen der Herzinsuffizienz werden die systolische Herzinsuffizienz mit gestörter Kontraktionskraft des Herzens (*forward failure*) und die diastolische Herzinsuffizienz mit verminderter Dehnbarkeit der Herzkammern und unzureichender Blutfüllung (*backward failure*) unterschieden. Oft besteht eine Kombination beider Formen.

Für die systolische Funktion der Herzkammern (Anspannungs- und Austreibungsphase) spielen die Kontraktionskraft des Herzmuskels (Kontraktivität), die Schnelligkeit des Herzschlags (Herzfrequenz) sowie ferner Vorlast (*preload*) und Nachlast (*afterload*) eine ausschlaggebende Rolle. Vorlast ist die Füllung der Herzkammern am Ende der Diastole, die dem „enddiastolischen Ventrikeldruck" entspricht. Nachlast ist die Kraft, die der Herzmuskelkontraktion entgegenwirkt bzw. gegen die die Herzkammer das Blut austreiben muß. Es handelt sich vor allem um den Widerstand des herznahen und peripheren Gefäßsystems.

Die diastolische Erschlaffungs- und Füllungsfunktion der Herzkammern ist durch eine Entspannungs-, Füllungs- und

Vorhofkontraktionsphase bestimmt. Die Herzmuskelentspannung wird dabei von einer Reihe von Faktoren beeinflußt: elastische Rückstellkräfte (= passive Relaxation), aktive Relaxationsmechanismen und Dehnbarkeit (Compliance) der Herzmuskulatur, auf die auch Herzmuskeldurchblutung und damit Herzmuskelstoffwechsel Einfluß haben.

Bei Herzinsuffizienz sind meist die diastolische und systolische Funktion der Herzkammern beeinträchtigt (vgl. Abb. 14 A). Bei erhöhter Nachlast (Bluthochdruck, Aortenstenose) ist anfangs allerdings oft nur die diastolische Funktion betroffen, z. B. mit verminderter Dehnbarkeit der überentwickelten („hypertrophierten") Herzkammermuskulatur. Das Übergreifen der Störung auf die systolische Funktion wird dann in einer verminderten (isometrischen) Kraftentfaltung und verringerten (isotonischen) Verkürzungsgeschwindigkeit des Herzmuskels sichtbar. Dann sind auch Blutauswurfmenge (Ejektionsfraktion) bei Belastung oder schon in Ruhe verringert (Belastungs- oder Ruhe-Herzzeitvolumen). Die nachlassende Schlagkraft des Herzens wird dann oft noch verschlimmert durch die damit verbundene Durchblutungsverschlechterung der Herzkranzgefäße mit verringerter Sauerstoffaufnahme in den Herzmuskel. Die Entwicklung einer Herzinsuffizienz löst neben den unmittelbaren Herzveränderungen auch eine Reihe zunächst angemessener, später eher paradoxer und krankheitsverschlimmernder kardialer und neuroendokriner (hormoneller) Anpassungsreaktionen aus. Am Herzen selbst kann es zu einer Herzmuskelzunahme (Ventrikelhypertrophie) mit gesteigerter Kontraktionskraft und erhöhter Herzfrequenz schon unter Ruhebedingungen kommen. Als weitere Folge kann es schließlich zu einer Aktivierung des sympathischen Nervensystems und der kardiovaskulären Hormonsysteme (RAA-, ADH- und ANH-System, vgl. Kapitel I.5) kommen. Die erhöhte Katecholaminkonzentration im Blut bewirkt dabei eine Verengerung peripherer arterieller Gefäße, die wiederum einen erhöhten peripheren Widerstand gegen den Blutauswurf des Herzens bedingen und die labilisierte Herzfunktion zusätzlich belasten.

Es entsteht also ein Zirkelschluß, der die Herzschwäche weiter verstärkt. Der etwa bei Verletzungen sinnvolle Kompensationsmechanismus („Kreislaufzentralisation") verstärkt dann letztlich die Herzmuskelschwäche. Auch die vermehrte ANH-Ausschüttung kann diesem verhängnisvollen Mechanismus nicht hinreichend gegensteuern, muß also bei den Behandlungsstrategien berücksichtigt werden.

Die *Ursache der Herzinsuffizienz* kann in Erkrankungen des Herzens selbst (Herzmuskelschäche bzw. Kardiomyopathien) oder in abnormen Belastungen des Herzens liegen. Zugrunde liegen Herzmuskelerkrankungen, z.B. primäre oder sekundäre Kardiomyopathien, Überforderung des Herzmuskels durch Strömungsbehinderungen (Herzklappenfehler, erhöhter Gefäßwiderstand im großen oder kleinen Kreislauf), Herzrhythmusstörungen sowie Stoffwechsel- und Hormonstörungen oder toxische Einflüsse. Eine der häufigsten Ursachen der Herzinsuffizienz bei älteren Menschen ist heute die koronare Herzerkrankung und der Zustand nach einem Herzinfarkt, an zweiter Stelle die arterielle Hypertonie. Bei jüngeren Menschen mit Herzinsuffizienz spielen ungeklärte Herzmuskelerkrankungen (idiopathische dilatative Kardiomyopathien oder sog. sekundäre, postentzündliche Kardiomyopathien) eine größere Rolle. Letztere können oft nur durch eine Herztransplantation überlebt werden.

NYHA-Klassifikation aufgrund von Atemnot-Beschwerden
bei Herzinsuffizienz

Stadium	Beschwerdeauslösung
I	Keine Beschwerden bei normaler Belastung
II	Leichte Beschwerden bei normaler Belastung, Leistungsminderung
III	Erhebliche Leistungsminderung bei Alltagsbelastung
IV	Ruhedyspnoe (Atemnot bereits ohne Belastung)

Die *Symptome der Herzinsuffizienz* werden vom akuten oder chronischen Verlauf und der vorherrschenden Betroffenheit des linken oder rechten Herzens (Linksherzinsuffizienz, Rechtsherzinsuffizienz) bestimmt. Häufig liegt eine Links- und Rechtsherzinsuffizienz vor, da das rechte Herz auch als Folge der Linksherzinsuffizienz versagen kann. Der Beeinträchtigungsgrad der Patienten durch eine Herzinsuffizienz wird heute nach dem Schema der New York Heart Association (NYHA) eingeteilt.

Die *chronische Linksherzinsuffizienz* ist vor allem durch Atemnot (Dyspnoe) charakterisiert, die anfänglich bei schweren, dann schon bei leichteren Belastungen und schließlich in Ruhe eintritt. Quälend ist besonders die anfallsweise auftretende nächtliche Atemnot. Bei fortgeschrittener Erkrankung tritt Flüssigkeitsrückstau in die Lunge mit Herzasthma-Anfällen (Asthma cardiale) auf. Bei der aufrechten Haltung tagsüber sammelt sich Flüssigkeit im Knöchel- und Unterschenkelbereich an (Beinödeme). Nachts führt die Ödemausscheidung zu Harndrang (Nykturie) und Schlafunterbrechung. Flüssigkeitsanreicherung mit Gewichtszunahme ist oft ein Frühsymptom. Bei schwerer Herzinsuffizienz herrscht Schwächegefühl vor, die Patienten magern ab (kardiale Kachexie).

Die *chronische Rechtsherzinsuffizienz* ist oft Folge des Blutrückstaus im Lungenkreislauf bei Linksherzinsuffizienz, so daß auch das rechte Herz versagt. Der Blutrückstau in den venösen Kreislauf wird sichtbar an gestauten Halsvenen, den Ödemen an den unteren Extremitäten im Stehen, bei Bettlägrigkeit am Rücken, ferner am Blutrückstau auch in Darm, Leber (kardiale Zirrhose) und Bauchraum (Aszites). Durch Blutumverteilung auf lebenswichtige Organe wie Herz und Gehirn können Durchblutungsstörungen an den übrigen inneren Organen auftreten.

Die *akute Herzinsuffizienz* ist ein lebensbedrohlicher Zustand, der mit den dramatischen Symptomen des Herzversagens, aber auch bewußter Wahrnehmung der Bedrohlichkeit dieses Zustandes verbunden ist. Die *akute Linksherzinsuffizienz* führt zu raschem Flüssigkeitsrückstau in die Lunge mit heftigster Atemnot, livid-bläulichem Aussehen der Patienten, schwerstem Krankheitsgefühl („kalter Schweiß"), Unruhe, Todesangst

und anderen akuten Symptomen. Häufig liegen Myokardinfarkt, Bluthochdruckkrise, Herzrhythmusstörungen, akute
Herzmuskelschwäche oder Herzklappenfehler zugrunde. Die
akute Rechtsherzinsuffizienz wird als akutes *Cor pulmonale*
bezeichnet, da das Versagen des rechten Herzens auf einem
erhöhten Lungenarterienwiderstand durch einen Lungenge-
fäßverschluß (Lungenembolie) beruht. Auch hier kommt es zu
dramatischer Atemnot, Lividverfärbung (Zyanose), heftigen
Brustschmerzen, kaltem Schweiß, oft Schockzustand. Das
chronische Cor pulmonale ist eine Variante der Rechtsherzinsuffizienz bei chronischen Lungenerkrankungen mit ebenfalls erhöhtem Gefäßwiderstand (Lungengefäßverengung).

2. Versorgungsstörungen des Herzens:
   Die koronare Herzkrankheit

Bei koronarer Herzkrankheit (KHK) werden Herzmuskelge-
biete vorübergehend oder dauernd nicht genügend durchblutet,
weil Herzkranzgefäße verengt sind. Die vorübergehende *koronare Durchblutungsstörung* äußert sich in den verschiedenen
Formen der Angina pectoris. Die vollständige Versorgungs-
blockade führt zum Myokardinfarkt, dem Herzmuskeluntergang im Versorgungsgebiet des verschlossenen Herzkranzge-
fäßes. Trotz mancher Ähnlichkeiten im Beschwerdebild von
Angina pectoris und Myokardinfarkt ist (auch für den Patienten selbst) die Trennung der beiden „Pole der koronaren
Durchblutungsnot" behandlungs- und oft lebensentscheidend.

Hauptursache der koronaren Herzkrankheit sind die arteriosklerotischen Innenwandveränderungen der Herzkranzarterien,
die langfristig zu Gefäßverengungen (Stenosen) führen. Durch
Immunvorgänge, Fetteinlagerungen unter die innerste Gefäß-
wandschicht und Bindegewebswucherung kommt es im Verlaufe von Jahren zur sog. Plaquebildung (Plaque = fettiges Geschwür
der Gefäßinnenwand). Diese Gefäßverengung ist Ursache der
sog. stabilen Angina pectoris. Herzschmerzen treten dabei nur
unter psychophysischer Belastung auf, weil nur dann die
Durchblutung in den Herzkranzgefäßen nicht mehr ausreicht.

Die arteriosklerotische Plaque begünstigt aber auch die meist rasche Entwicklung von ortsständigen Thromben (Blutgerinnsel). Dabei ist die Aktivierung von Blutplättchen (Thrombozyten) durch Prostaglandin I2, Gewebs-Plasminaktivator t-PA, endothelialen Relaxationsfaktor u. a. nicht mehr gewährleistet. An der Läsionsstelle kommt es zur Thrombosierung, Gefäßwandschwellung und akuter Lumeneinengung (Gefäßeinengung). Diese Ereignisse sind die Grundlage für die instabile Angina pectoris („Präinfarktsyndrom") oder den Myokardinfarkt. Akute Thrombenbildung kommt aber offenbar auch außerhalb arteriosklerotischer Plaques vor, was einer allzu mechanistischen Vorstellung über die Entwicklung von Gefäßstenosen widerspricht. Andere Ursachen für eine Herzkranzgefäßverengung (entzündlich, rheumatisch, stoffwechsel- oder verletzungsbedingt) sind gegenüber den genannten arteriosklerotischen Formen die Ausnahme.

Risikofaktoren begünstigen die Entwicklung einer koronaren Herzkrankheit, *Persönlichkeitsfaktoren* spielen möglicherweise eine Rolle. Die Zunahme der koronaren Herzkrankheit ist hauptsächlich Ausdruck der deutlich erhöhten Lebenserwartung der Menschen in den industrialisierten Ländern. Die Bedeutung der wichtigsten (biologischen) Risikofaktoren ist heute epidemiologisch zweifelsfrei abgesichert. Eine Bestätigung für ihren Stellenwert ist auch am Erfolg der Präventionsmaßnahmen in den USA, bedauerlicherweise noch nicht vergleichbar mit denen in Deutschland, zu sehen. Unter den Risikofaktoren werden heute solche unterschieden, bei denen die Wirksamkeit von Gegenmaßnahmen gesichert (Blutdrucknormalisierung, Nikotinabstinenz), wahrscheinlich (Normal- bzw. Idealgewicht, körperliche Aktivität) oder nur möglich ist (z. B. psychosoziale Bedingungen). Die Vorbeugungsmaßnahmen bei einigen Risikofaktoren liegen hauptsächlich beim Arzt (z. B. Blutdruck- und Diabeteseinstellung), bei anderen Risikofaktoren (Nikotinabstinenz, herzfreundliche Lebensweise) beim Patienten selbst.

Fettstoffwechselstörungen sind gesicherte koronare Risikofaktoren. Lipoproteine sind an der Entstehung arteriosklerotischer Gefäßwandveränderungen beteiligt. *Low density Lipoproteine (LDL)* lagern sich in den Plaques ab und bewirken abnorme Gewebsreaktionen. *High density Lipoproteine (HDL)* hemmen LDL und seine negativen Gefäßwirkungen. Bei niedrigem HDL sind LDL-Effekte und die Entwicklung einer koronaren Herzerkrankung begünstigt. Eine bestimmte HDL-Variante verringert besonders drastisch das Arterioskleroserisiko. Weitere Fettstoffwechsel-Risikofaktoren sind Triglyzeride, Übergewicht, fettreiche Nahrung und die periphere Insulinresistenz beim Typ-2-Diabetes (verminderte Wirksamkeit des Insulins im Stoffwechsel).

Bluthochdruck ist ein Risikofaktor für Schlaganfall und koronare Herzkrankheit. Besonders die systolisch überhöhten Blutdruckwerte scheinen sich über die Lebensjahre hinweg „aufzuaddieren" und die Hirn- und Herzkomplikation der Gefäßsklerose vorherzusagen.

Rauchen verstärkt viele andere Risikofaktoren, verengt die kleinen Gefäße und beeinträchtigt damit die Durchblutung. Das Koronarrisiko des Rauchers scheint unmittelbar mit der Anzahl der gerauchten Zigaretten zusammenzuhängen. Frauen, die rauchen und die Pille einnehmen, erhöhen das Risiko einer Koronarerkrankung gegenüber Nichtraucherinnen ohne Pille um das annähernd 40fache.

Diabetes mellitus verstärkt (umgekehrt wie das Rauchen) das Herzinfarkt- gegenüber dem Hirninfarktrisiko. Patienten mit insulinpflichtigem Typ-1-Diabetes haben ein höheres Risiko, an koronarer Herzkrankheit zu versterben, als nicht-insulinpflichtige Typ-2-Diabetiker. Umgekehrt wird das Risiko der koronaren Herzkrankheit durch optimale Stoffwechseleinstellung vorwiegend beim Typ-1-, kaum beim Typ-2-Diabetiker reduziert. Beim älteren Diabetiker scheinen zusätzliche Risikofaktoren (Bluthochdruck, Übergewicht, Inaktivität) eine Rolle zu spielen. Der Blutzucker-Langzeitindikator HbA1c für sich alleine ist daher kein sicherer prognostischer Faktor.

Psychologische Risikofaktoren werden seit Jahrzehnten in unterschiedlichsten Varianten diskutiert. Dabei liegt auf der Hand, daß eine „herzschädliche" Lebensweise und unangemessenes Gesundheitsverhalten die meisten biologischen Risikofaktoren gewissermaßen erzeugen (z. B. Verleugnung der Bedeutung des Zigarettenrauchens für die koronare Herzkrankheit: „Ich rauche gern"). Schon sehr früh wurden aber auch bestimmte Persönlichkeitsmerkmale als Disposition für koronare Herzkrankheit vorgebracht. Vor rund 100 Jahren beschrieb der Pathologe William Osler, daß Myokardinfarkt-Patienten durch die „unaufhörliche berufliche Tretmühle" und ein ständiges „Sichabrackern" gekennzeichnet seien. Es handle sich um Menschen von großer geistiger und körperlicher Energie, die von früh bis spät beruflich aktiv seien, verstrickt in geschäftliche, administrative und häusliche Auseinandersetzungen. In neuerer Zeit wurde die Koronar-Persönlichkeit dann als eine Art Symbolfigur der modernen Leistungsgesellschaft dargestellt. Die Patienten seien hochmotiviert, zielstrebig, erfolgsorientiert und unermüdlich hart arbeitend, sie müßten sich in ständiger Konkurrenz und in stetem Wettbewerb von immer neuem dominant bewähren, seien unfähig zu Muße oder gar Müßiggang. Schließlich schien sich die Persönlichkeit des Koronarpatienten aber weniger als zielstrebiger „Erfolgstyp" denn als erfolglos bemühter „Sisyphustyp" zu erweisen. Die Leistungsmotivation der Patienten stelle einen Kampf gegen eigene emotionale Bedürfnisse dar, und alle Anstrengungen könnten deswegen ihr äußeres Ziel niemals erreichen. Personen mit „Typ-A-Verhalten" bemühten sich um zumeist schlecht definierte Ziele, suchten übersteigertes Anerkennungsbedürfnis, und ihre Erfolgs- und Konkurrenzorientierung seien letztlich Ausdruck einer Abwehr gegen emotionales Erleben (Alexithymie). Gelegentlich konnten auch Typ-A-Persönlichkeitszüge mit biologischen Risikofaktoren assoziiert werden, insgesamt erscheint aber noch immer fraglich, ob es tatsächlich eine bestimmte Persönlichkeitsstruktur ist, die den wesentlichen psychologischen Risikofaktor für eine koronare Herzkrankheit ausmacht, oder ob es nicht sehr unterschiedliche und jeweils individuell zu klärende Verhaltensweisen und Motivationen sind, die die bedrohlichen biologischen Risikofaktoren aufrechterhalten. Entsprechend

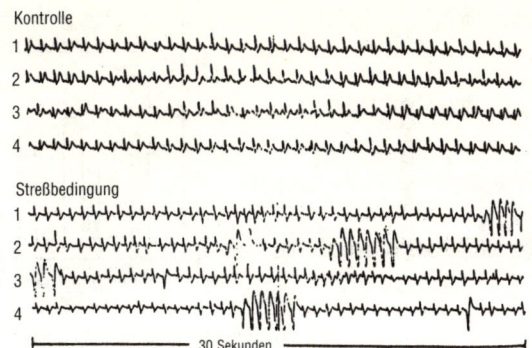

Kontrolle

Streßbedingung

30 Sekunden

Abb. 12: Ventrikuläre Tachykardien bei einem 66jährigen Patienten
während der Besprechung von Familienproblemen
(nach Lown et al. 1980, aus Strian 1983).

scheinen zur Kontrolle des koronaren Risikoverhaltens eher
individuelle Verhaltensanalyse und Behandlungsstrategien
weitaus erfolgversprechender als generalisierende Modelle.

Außer Zweifel ist dagegen, daß bei Patienten mit manifester
koronarer Herzerkrankung, insbesondere bei vorangegange-
nen Herzrhythmusstörungen, emotionsgeladene Belastungen
in der Familie oder am Arbeitsplatz gefährliche ventrikuläre
Arrhythmien auslösen können. Die stärksten Herzfrequenzbeschleunigungen treten schon normalerweise nicht bei körperlicher Anstrengung (z.B. maximaler Ergometerbelastung),
sondern bei außergewöhnlichen psychischen Belastungen auf
(z.B. vor dem ersten Fallschirmabsprung eines Anfängers, bei
unerfahrenen Rednern vor großem Auditorium oder beim So-
listeneinsatz im Orchester). Lown und Mitarbeiter fanden
psychisch belastende Gespräche mit Koronarkranken nicht
selten mit gehäuften VES, VES-Serien oder sogar ventrikulärer
Tachykardie verbunden (Abb. 12). Darüber hinaus sind solche
Patienten auch durch die Dramatik von Naturkatastrophen
gefährdet. Eine epidemiologische Aufarbeitung des Erdbebens
in Los Angeles (am 17.1.94, 4.31 a.m.) zeigte eine hoch si-
gnifikante Zunahme des plötzlichen Herztodes in den Kran-
kenhäusern dieser Region, was statistisch sowohl gegenüber

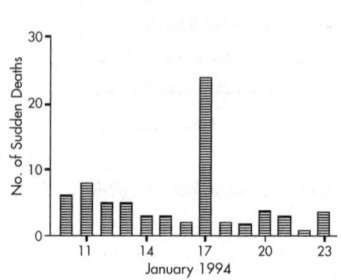 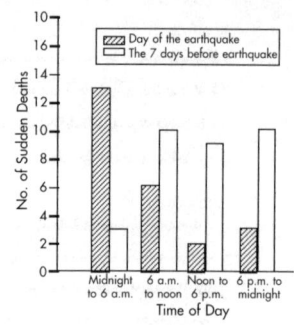

Abb. 13: Plötzlicher Herztod bei Patienten mit koronarer Herzerkrankung
während des Erdbebens in Los Angeles am 17.1.1994, 4:31 a.m.
Links Vergleich mit den Tagen zuvor und danach (nicht abgebildet
frühere Jahre), rechts Vergleich mit den übrigen Tageszeiten
des gleichen Tages und eine Woche zuvor (aus Leor et al. 1996).

den Todesfällen am gleichen Tag, im gleichen Monat und für
entsprechende Zeiträume einige Jahre vorher und nachher zu
sichern war (Abb. 13). Es handelt sich also offensichtlich nicht
um Zufallsberichte, daß Menschen unter dem Eindruck von
Technik- oder Naturkatastrophen unvermittelt versterben. Als
Ursache für den plötzlichen Herztod dieser Menschen spielen
dabei vermutlich die erwähnten extrakardialen, neurogenen
und neurohormonalen Herzeinflüsse die kritische Rolle. Beim
Gesunden lösen solche Belastungen dagegen keine arrhythmi-
schen Ereignisse aus, allerdings wird zuweilen eine anhaltende
Sympathikusreaktion und ein verlangsamtes Abklingen (Habi-
tuation) der sog. phasischen Herzfrequenzreaktion angetroffen. Konflikte, die eine Bewältigung noch möglich erscheinen
lassen, rufen dabei stärkere Herz- und Kreislaufreaktionen
hervor als Situationen, die der Proband als aussichtslos betrachtet.

Körperliche Trainingsmaßnahmen gehören dabei auch beim
Koronarkranken zu den notwendigen Rehabilitationsmaß-
nahmen und stellen, sofern sie sich im Rahmen der Alltags-
anforderungen bewegen (Gehen und kontrolliertes Laufen,
Treppensteigen, auch sexuelle Aktivität), kein Risiko für den

Patienten dar. Eine niedrige Herzfrequenz mit ausreichender Schwankungsbreite scheint sogar einen gewissen Schutz gegen weitere kardiale Komplikationen darzustellen.

Der Koronarschmerz: „Der Anfall ist kurz, heftig wie ein Sturm ... aber welcher Todeskampf dauert länger? Alle Beschwerden und Gebrechen des Körpers überfallen mich. Nichts dünkt mich schlimmer. Und warum das? Weil nämlich, krank zu sein, noch ein anderes ist, als das Leben fast auszuhauchen. Zu Recht nennen es die Ärzte eine Vorübung in den Tod" (Seneca 4 v. Chr.–65 n. Chr.).

„Es handelt sich um einen äußerst heftigen, brennenden oder bohrenden Schmerz, der in der Herzgegend, auch höher oder tiefer lokalisiert ist und in linke Schulter und Arm ausstrahlt. Mit dem Schmerz ist ein Beklemmungsgefühl auf der Brust verbunden. Die Brust ist wie zugeschnürt, oder es lastet schwerer Druck auf dem Herzen. Die Beschwerden reichen bis zu starker Todesangst und schwerem Vernichtungsgefühl ..." (Heberdeen 1772).

Wie das Zeugnis des römischen Stoikers, der schon das Leben als Einübung auf den Tod verstand, und wie die Beschreibung des Arztes Heberdeen drastisch vor Augen führen, gehört der akute Koronarschmerz zu den schwersten Organschmerzen. Heberdeen war es auch, der für diesen Schmerzzustand den Begriff der „Angina pectoris" prägte.

Der Angina-pectoris- oder Infarktschmerz, wie ihn Seneca und Heberdeen beschrieben, ist ein „Eingeweide-" oder viszeraler Schmerz und wird durch die Besonderheiten der Schmerzentstehung an den Körperorganen charakterisiert (vgl. Strian 1997, Schmerz, C. H. Beck Wissen Bd. 2036). Durch die Zusammenschaltung der Nerven aus Herz- und Brustraum mit den Umgebungsnerven erklären sich der dumpfe, beklemmende, schlecht lokalisierbare Schmerz und seine Ausstrahlung in zugeordnete, teils entfernte Körperregionen, wie etwa linker Oberarm, linke Hals- und Gesichtsseite, Brust-, Schulter- und Schulterblattregion und beim Hinterwandinfarkt in den oberen Bauchraum. Der unmittelbare Herzschmerz wird meist hinter dem Brustbein lokalisiert. Der Patient zeigt den Schmerz

mit der Faust vor der Brust. Die Verschaltungen von vegetati-
vem mit sensomotorischem System erklären Brustbeklemmung
und unbestimmtes Bedrohungsgefühl. Bei Angina pectoris
wird die Schmerzstärke zwar oft als äußerst beeinträchtigend,
aber auch nicht als Maximalschmerz geschildert. Der sog.
Vernichtungsschmerz läßt eher an Myokardinfarkt oder andere bedrohliche Zustände denken. Der Schmerzverlauf bei Angina pectoris ist eher an- und abschwellend, die Anfallsdauer
beträgt meist Minuten. Anhaltender Schmerz weist wiederum
auf Infarktgeschehen hin. Diagnostisch ist besonders wichtig,
daß bei nicht wenigen Patienten auch schmerzlose koronare
Durchblutungsstörungen vorkommen.

Die *stabile Angina pectoris* tritt belastungsabhängig auf.
Die Patienten kennen meist den Belastungsgrad, ab dem Angina zu befürchten ist (z. B. beim Treppensteigen). Gelegentlich spielen andere Auslöser wie Witterungsbedingungen, üp-
pige Mahlzeiten, psychische Belastungen oder Orgasmen eine
Rolle. Manche Patienten erleiden wenige Anfälle im Monat,
andere mehrere Anfälle am Tag. Die stabile Angina pectoris
kann gelegentlich gleichförmig über ein Jahrzehnt hinweg
(ohne Infarktgeschehen) andauern. Durch Meidung der kriti-
schen Belastungen oder nach Nitratgabe wird eine Art beschränkt stabiler Gesundheitszustand erreicht.

Die seltene *Prinzmetal-Angina* tritt belastungsunabhängig,
oft in Ruhe auf und gilt als Ausdruck einer anfallsweisen Ver-
engung (Spasmus) von Herzoberflächengefäßen (epikardiale
Gefäße). Die Ursache ist unbekannt. Manchmal liegen auch
Migräne, Nikotinmißbrauch oder ein Raynaud-Syndrom der
Finger vor.

Die *instabile Angina pectoris* ist die oft schon bedrohliche
Form der Durchblutungsstörung der Herzkranzgefäße bei
schweren Koronarstenosen mit entsprechenden Gefäßwand-
störungen (Ruptur von Plaques, Thrombenbildung). Das Beschwerdebild der instabilen Angina ähnelt zwar dem der stabilen Angina, tritt aber nicht unter den typischen Belastungen,
sondern schon in Ruhe, in der Nacht oder bei Minimalbe-
lastungen auf. Die Anfälle sind dabei häufiger, länger andau-

ernd und reagieren verzögert oder nicht auf Nitroglyzerin. Nach der Verlaufsform des Anfalls werden die Crescendo-Angina mit rasch zunehmender Anfallsfrequenz und Anfallsdauer bei zuvor stabiler Angina pectoris und die plötzlich und neu aufgetretene Angina pectoris beim zuvor beschwerdefreien Patienten unterschieden (recent onset Angina). Besonders diese neu aufgetretenen schweren Angina-pectoris-Formen beinhalten ein hohes Risiko für das Auftreten eines Myokardinfarktes. Definitionsgemäß werden die subakute Ruheangina mit Schmerzanfällen seit einem Monat und die akute Ruheangina mit Schmerzanfällen innerhalb der letzten zwei Tage unterschieden. Es wird daher auch vom Präinfarktsyndrom gesprochen. Klinikeinweisung und Behandlung auf der Intensivstation sind dabei notwendig.

Der *akute Myokardinfarkt* ist ein Herzmuskeluntergang (Myokardnekrose) bei Durchblutungsblockade mit fehlender Sauerstoffversorgung, meist durch akuten Koronararterienverschluß. Bedrohlichkeit und Dramatik des Myokardinfarkts werden durch die hohe Sterblichkeit schon in der ersten Stunde nach dem Infarkt deutlich. Bedrohlich sind auch schwere Rhythmusstörungen, akute Herzinsuffizienz, schwerer Kreislaufschock, seltener andere Komplikationen. In Deutschland sterben im Jahr fast 100 000 Menschen am Herzinfarkt. Die Sterblichkeit kann durch rasche Klinikbehandlung entscheidend vermindert werden.

Die dramatischen Folgen der akuten koronaren Durchblutungsnot hängen einerseits mit der hohen Sauerstoffnutzung des Herzmuskels (Ausschöpfung von etwa 75 % des Sauerstoffangebots im Koronarblut) und andererseits seiner geringen Sauerstoffreserve zusammen (Sauerstoffvorrat für nur wenige Herzschläge). Beim Koronararterienverschluß kommt es daher zum sofortigen Verlust der Kontraktionsfähigkeit der betroffenen Herzmuskelregion. Der Gewebsuntergang (Nekrose) dehnt sich „transmural" von der Innen- bis zur Außenschicht des Herzmuskels aus, bei kompletter Blockade ist bereits nach 20 Minuten der Herzmuskel unwiederbringlich zerstört. Die weitaus meisten Myokardinfarkte erfolgen durch die o. g. Mechanismen der Entstehung akuter Thromben, meist am Ort der arteriosklerotischen Gefäßwandschäden und Gefäßstenosen. Erst nach der Vernarbung kann sich die Pumpfunktion des Herzens wieder normalisieren. Die Infarktnarbe und ihr Grenzbereich können aber weitere Komplikationen (Wanddefekte, Rhythmusstörungen) nach sich ziehen. Für das klinische Beschwerdebild spielen Ort und Größe des Infarktes eine wichtige Rolle, die wiederum von der Lokalisation der betroffenen Gefäße und des Gefäßverschlusses (Hauptstamm oder periphere Gefäßverzweigung) abhängen. Bei Verschluß des Ramus interventricularis anterior (LAD) kommt es zum ausgedehnten Vorderwandinfarkt mit Beteiligung des Septums (Abb. 14 B), beim Ramus circumflexus (RCX) zum antero- oder posterolateralen Infarkt, bei Verschluß der rechten Herzkranzarterie zum Hinterwandinfarkt.

Die *Myokardinfarkt-Symptome* sind zwar dem Angina-pectoris-Anfall ähnlich, aber noch heftiger, zumeist deutlich bedrohlicher, von massiven Allgemeinreaktionen begleitet und vor allem langdauernd und anhaltend. Der Schmerz spricht nicht auf Nitrate an und ist oft mit „Vernichtungsgefühl", starker Unruhe und Todesangst verbunden. Es bestehen massive vegetative Beschwerden mit kaltem Schweiß, Übelkeit, Erbrechen, allgemeinem Schwächegefühl. Es kann zu kardiogenem Schock, akuter Rechtsherzinsuffizienz und schweren Rhythmusstörungen kommen. Die Schmerzlokalisation entspricht den Varianten bei Angina pectoris mit Lokalisation

Abb. 14 A: Ventrikulographie der linken Herzkammer
mit enddiastolischer (a) und endsystolischer (b) Blutfüllung.
Abb. 14 B: Koronarangiographie mit RAO-Darstellung des linken Hauptstammes und seiner Äste RCX (rechts oben) und Riva (etwas unterhalb).
a) Deutliche Gefäßverengung im oberen Riva-Abschnitt.
b) Kleiner Gefäßeinriß (Dissektionslinie) im Stenosebereich der Riva
nach PTCA. c) Neuerliche PTCA mit Stent-Implantation
(im punktmarkierten Abschnitt, Stent selbst nicht sichtbar).
d) Freie Gefäßdurchgängigkeit bei implantiertem Stent.
Die Abbildungen wurden freundlicherweise zur Verfügung gestellt
von Herrn Dr. Engel, Kardiologische Klinik des Städt. Krankenhauses
München-Bogenhausen.

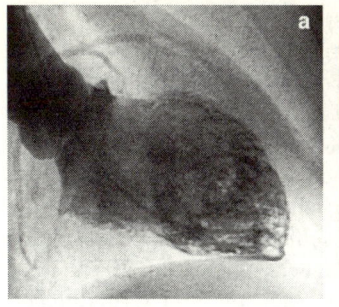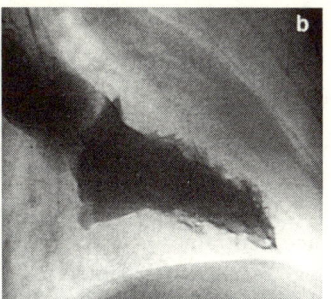

A

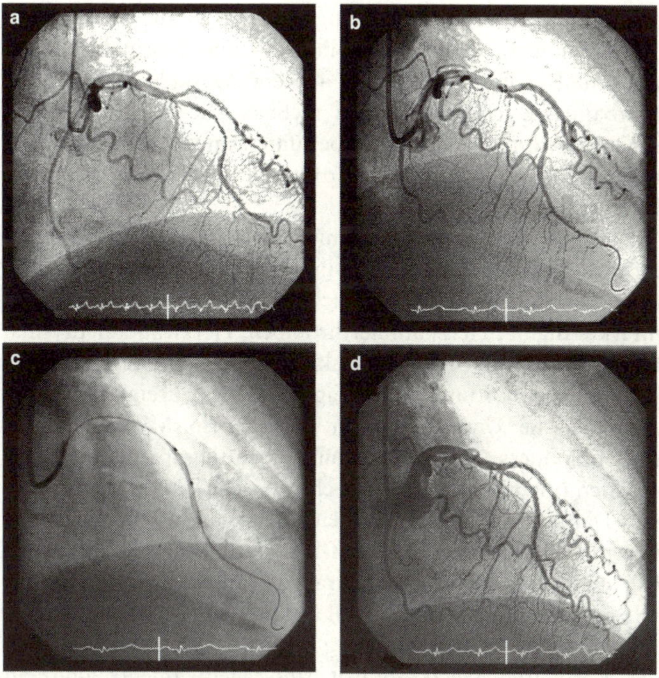

B

hinter dem Brustbein und Ausstrahlung in linke Brust-, Arm-, Hals- und Gesichtsseite, beim Hinterwandinfarkt auch in Oberbauchregion/Rücken und zwischen die Schulterblätter. Bei dem keineswegs seltenen schmerzlosen oder „stummen" Myokardinfarkt (etwa 15–30% der Patienten) fehlt der typische Infarktschmerz und kann die „Blickdiagnose" verstellen. Die Ursachen sind unklar. Möglicherweise handelt es sich um eine zentralnervöse Form der fehlenden Schmerzaktivierung (vgl. Strian 1997, Schmerz, C.H.Beck Wissen Bd. 2036).

Die ärztliche Diagnose stützt sich auf drei Grundpfeiler: klinisches Erscheinungsbild, EKG und Enzymänderungen. EKG und Enzym-Änderungen zeigen nach dem Infarktereignis einen charakteristischen zeitlichen Verlauf. Im EKG finden sich anfänglich vor allem Veränderungen im Kammerkomplex (sog. T-Überhöhung, ST-Hebung, mit Latenz auch R-, Q- und T-Änderungen), später Rückbildungs- und Normalisierungszeichen. Die Enzyme werden aus der Muskelnekrose in die Blutbahn freigesetzt und sind meßbar. Die Freisetzung verschiedener Enzyme erfolgt dabei unterschiedlich rasch. Herzmuskelspezifische Enzyme (Troponin, CK-MB) sichern die Diagnose.

Komplikationen drohen unmittelbar nach dem Myokardinfarkt (kardiogener Schock, Linksherzinsuffizienz, Bluthochdruckreaktionen), aber auch nach weiterer Stabilisierung (Postinfarkt-Angina, Herzkammerthromben, Herzwandaneurysma, Herzwandruptur, Papillarmuskelabriß). Besonders kritisch sind die ersten Stunden und Tage nach dem Ereignis. Weitere diagnostische Untersuchungen nach einem Myokardinfarkt sind besonders zur Entscheidung über therapeutische Maßnahmen (interventionelle oder chirurgische Therapie) notwendig. Dabei werden Verfahren eingesetzt, die die Belastbarkeit überprüfen (Ergometrie, Streß-Echokardiographie) oder den Koronargefäßzustand (Koronarangiographie) bzw. den Infarkt selbst sichtbar machen (Herzbildgebung).

Grundpfeiler der Behandlung bei den verschiedenen Stadien der koronaren Herzkrankheit sind Medikamente und ein „herzfreundlicher Lebensstil" (Kontrolle der Risikofaktoren), in neuerer Zeit zunehmend auch die sog. interventionellen und herzchirurgischen Eingriffe zur Beseitigung der Herzkranz-gefäßstenosen. Diese Eingriffe erfordern eine genaue „Koro-nardiagnostik" (vgl. Kapitel II.4) und sind auch keineswegs bei jedem Patienten möglich. Bei den *interventionellen Ver-fahren* erfolgt die Aufdehnung oder Beseitigung von Koronar-gefäßstenosen über verschiedene Kathetertechniken.

Die *perkutane transluminale Koronarangioplastie (PTCA)* erfolgt über einen Femoraliskatheter (vgl. Kapitel III.2), bei dem mit Hilfe eines Führungsdrahtes ein Ballonkatheter in den Ste-nosebereich gebracht und dort entfaltet wird (vgl. Abb. 14 B). Die Stenose wird dadurch aufgebrochen und damit eine Ge-fäßerweiterung und verbesserte Gefäßdurchströmung erzielt. Die Reststenose sollte unter 30 % liegen. Die Ballondilatation erfolgt mit der Manometerspitze einer Hochdruckspritze mit Druckstärken bis zu 20 atm und dauert nur 1–2 Minuten. PTCA kann auch bei den sog. Mehrgefäßerkrankungen (Steno-sen mehrerer Herzkranzarterien) durchgeführt werden. Unter bestimmten Voraussetzungen (Zeitlimit, Herzkatheterteam) ist PTCA auch bei akutem Myokardinfarkt möglich. Verschiede-ne Komplikationen können das Ergebnis gefährden.

Intrakoronare Stents stabilisieren die Gefäßwand. Bei Stents handelt es sich um spiralige oder tubuläre Gefäßimplantate, die den verengten Gefäßabschnitt offen halten. Stents werden meist bei unbefriedigendem Primärergebnis der PTCA oder Komplikationen von PTCA (z. B. Dissektion – vgl. Abb. 14 B) durchgeführt. Die Endarteriektomie (direktionale koronare Arteriektomie = DCA) entfernt zusätzlich zu PTCA arterios-klerotisches Gewebe aus den Gefäßplaques. Rotations- und Laserangioplastie (ILCA) sind weitere Methoden.

Bypass-Operationen werden durchgeführt bei einer Haupt-stammstenose über 50 % (Verengung einer Herzhauptarterie), bei 3-Gefäßerkrankungen (besonders mit abgangsnahen Ver-engungen) sowie bei Mehrgefäßerkrankungen einschließlich einer abgangsnahen Verengung der linken Hauptarterie (LAD) und bei für PTCA nicht geeigneten Stenosen. Bypass-Opera-tionen beseitigen nicht die Gefäßstenose, sondern überbrücken den verengten oder verschlossenen Gefäßabschnitt mit einem Venen- oder Arterientransplantat, das meist einer oberflächlichen Beinvene entnommen wird. Das Venentransplantat umgeht die Stenose durch „Parallelschaltung". Der arterielle Bypass verbindet ein Schlagadergefäß (*internal mamarial artery*) mit der verengten Arterie (meist LAD). Im ersten Fall handelt es sich um einen aorto-koronaren Venenbypass (ACVB), im zweiten Fall um einen arterio-arteriellen Bypass (IMA- bzw. LIMA/RIMA-Bypass). Bypass-Operationen sind heute schon herzchirurgische Routine, die aber immerhin mit Herz-Lungen-Maschine am „stehenden" Herzen und in lokaler Hypothermie (Unterkühlung) erfolgen. Die Mortalität des Eingriffes beträgt annähernd 1 %. Die koronaren Bypass-Operationen haben zwar im ersten postoperativen Jahr eine etwas höhere Komplikations- und Mortalitätsrate, sind aber längerfristig den übrigen Behandlungsmethoden überlegen. In einem postoperativen 5-Jahres-Zeitraum bleiben mehr als 3/4 der Patienten frei von Angina pectoris. Umgekehrt verhindert die Bypass-Operation nicht zwangsläufig ein Fortschreiten oder Komplikationen der koronaren Herzerkrankung.

3. Herzrhythmusstörungen

Die „*Programm- und Leitungsfehler*" des Herzens mit zu schnellem, zu langsamem und unregelmäßigem Herzschlag stellen neben gestörter Pumpfunktion und koronarer Mangeldurchblutung die dritte Grundform der Herzerkrankungen dar. Ursachen sind Störungen der Erregungsbildung (z. B. Erregungsbildung außerhalb des Sinusknotens), der Erregungsleitung (z. B. AV-Leitungsblock zwischen Vorhof und Kammer) oder der Erregungsrückbildung (z. B. verlängertes QT). Eine pragmatische Einteilung unterscheidet schnelle Formen (Tachykardien), langsame Formen (Bradykardien) und unregelmäßige, arrhythmische Formen der Herzrhythmusstörung (Abb. 15). Rhythmusstörungen können belanglos, sie können aber auch lebensbedrohlich oder gar tödlich sein. Gefährlich werden sie dann, wenn sie den Kreislauf beeinträchtigen (z. B.

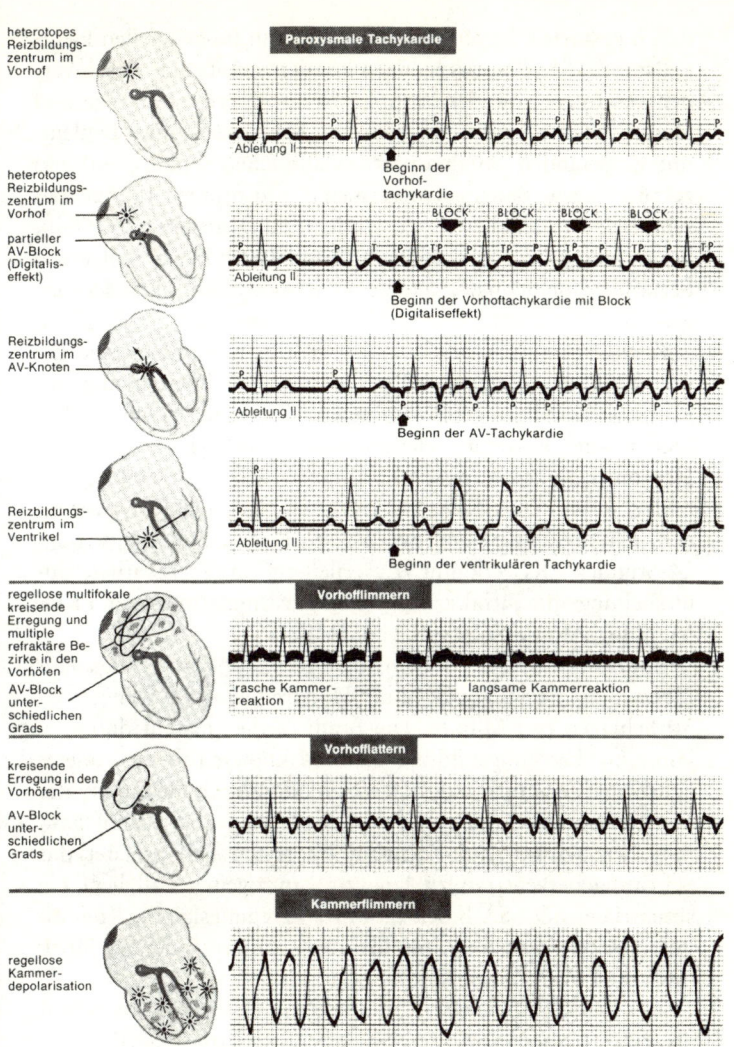

Abb. 15: Unterschiedliche Formen rascher Rhythmusstörungen
(aus Netter 1990).

durch gestörte Pumpfunktion bis hin zum funktionellen Herzstillstand). Rhythmusstörungen können somit ohne Beschwerden verlaufen, von Herzklopfen, Herzstolpern, Herzjagen und Herzrasen begleitet sein oder zu Schwindel- und Beklemmungszuständen (Angina-pectoris-ähnlichen Symptomen) und zu plötzlichen Bewußtseinsverlusten und Stürzen führen. Beschwerden treten bei raschem Herzschlag ab etwa 160/min, bei zu langsamem Herzschlag ab etwa 40 Schlägen/ min sowie bei allen Unregelmäßigkeiten mit hämodynamischen Störungen auf.

Krankhaften Rhythmusstörungen liegt fast immer eine Erkrankung des Herzens selbst oder eine Mitbeteiligung des Herzens bei Allgemeinerkrankungen zugrunde. Häufigste Ursachen sind koronare Herzkrankheit und Myokardinfarkt, Herzmuskelerkrankungen (Kardiomyopathien), Herzklappenfehler, ferner Stoffwechsel-, Hormon- und Elektrolytstörungen. Rhythmusstörungen werden im Ruhe-, Belastungs- oder 24-Stunden-EKG erkannt. Zuweilen ist eine Herzkatheteruntersuchung mit intrakardialer Elektrostimulation oder EKG-Mapping erforderlich (vgl. Kapitel III.1).

Bradykarde Herzrhythmusstörungen (abnorm langsamer Herzschlag) liegen vor bei einer Herzfrequenz von weniger als 50 Schlägen pro Minute. Die Bradykardie entsteht durch zu langsame Erregungsbildung im Sinusknoten (übergeordnetes Schrittmacherzentrum des Herzens) oder durch Hemmung der Erregungsüberleitung zwischen Sinusknoten und Vorhof bzw. zwischen Vorhof und Kammer. Im ersten Fall arbeitet das Schrittmacherzentrum zu langsam, im zweiten Fall liegt ein sinuatrialer oder SA-Block (gestörte Erregungsleitung vom Sinus zum Vorhaof) bzw. ein atrioventrikulärer oder AV-Block (zwischen Vorhof und Kammer) vor.

Die *Sinusbradykardie* kommt beim Gesunden im Schlaf als „Herzschongang" oder bei durchtrainierten Sportlern als „Trainingsvagotonie" vor. Die Sinusknotenstörung in Form des *Sinusknoten-Syndroms oder Sick-Sinus-Syndroms (SSS)* ist dagegen Folge einer degenerativen Erkrankung, eines früheren Myokardinfarkts oder einer Medikamentenvergiftung.

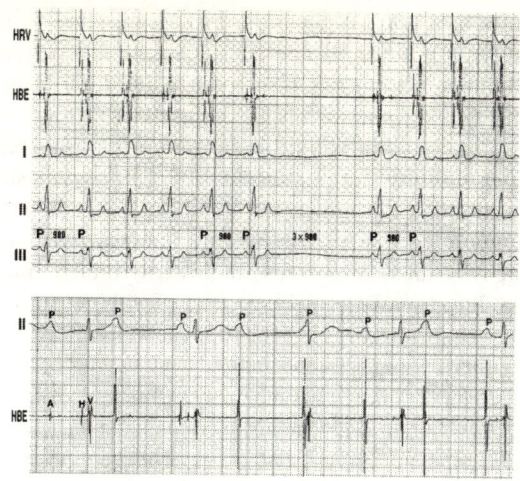

Abb. 16 oben: SA-Block II (Mobitz-II-Block), unten: AV-Block III
(aus Csapo 1984).

Bei den *Sinus-Vorhof-Blockaden* (SA-Block) kommen unterschiedliche Ausprägungsgrade vor. Es handelt sich um eine gestörte Überleitung des elektrischen Impulses des Sinusknotens auf die Leitungsstrukturen des Vorhofs. Beim *SA-Block I* bleibt die normale Herzaktion erhalten. Beim *SA-Block II* wird die Überleitung immer mehr verzögert, bis eine Überleitung ausfällt. Im EKG sind unterschiedliche Kammerkomplexabstände oder gar der Ausfall eines Kammerkomplexes sichtbar. Beim *SA-Block III* (totaler SA-Block) erfolgt keine Erregungsüberleitung mehr, und es kommt zum Herzstillstand, sofern nicht ein nachgeordnetes Erregungszentrum (AV-Knoten oder heterotopes Erregungszentrum, siehe unten) mit einem Ersatzrhythmus einspringt (Abb. 16).

Beim AV-Block tritt eine Verzögerung im AV-Knoten oder im His-Bündel oder unterhalb des His-Bündels auf (supralissärer oder inferiorlissärer Block). Auch dafür werden die Ausprägungsformen eines *AV-Blocks I* bis *AV-Blocks III* unterschieden. Die Ausprägungsgrade stellen jedoch keine Entwicklungsstufen dar. Nur AV-Block II, Typ Mobitz (vgl. Abb. 16), kann in den AV-Block III übergehen. Solche Überleitungsstörungen können oft nur mit Elektrostimulation bei Herzkatheteruntersuchung genau lokalisiert und geklärt werden.

Tachykarde Herzrhythmusstörungen (abnorm schneller Herzschlag) können durch abnorm schnelle Erregungsbildung im Sinusknoten, gelegentlich im AV-Knoten oder in Vorhöfen und Kammern entstehen. Die Begriffe für diese unterschiedlichen Tachykardieformen (teils Tachyarrhythmien mit unregelmäßig schnellem Herzschlag, teils Kombinationsformen) lassen den Ursprungsort im Schrittmachersystem oft nicht genau erkennen. Einige Tachykardien sind belanglos, jene bei koronarer Herzkrankheit oft lebensbedrohlich.

Die *Sinusknoten-Tachykardie* (Frequenz meist zwischen 100–160 Schlägen/min) ist Folge der erhöhten Aktivität des Sinusknotens. Erregungsabfolge und Herzaktion sind normal, aber zu schnell. Im EKG fällt die verkürzte Überleitungszeit zwischen Vorhofwelle und Kammerteil auf (kurze PQ-Zeit). Normale Herzschlagbeschleunigung erfolgt als Anpassungsreaktion auf körperliche oder psychische Belastungen. Eine längerdauernde Sinusknoten-Tachykardie kann durch den Sympathikus aktivierende oder den Vagus hemmende Medikamente und Genußmittel (Koffein, Nikotin, Alkohol) oder durch Herz- und Allgemeinerkrankungen verursacht sein (Schilddrüsenüberfunktion, Fieber, Anämie).

Die *Vorhoftachykardie* (atriale Tachykardie) hat ihren Ursprung in abnormen, „ektopen" Erregungszentren der Vorhöfe (falscher Erregungsort"). Die Frequenz ist sehr rasch, zwischen 130 und 220 Schlägen/min. Als *supraventrikuläre Tachykardie* wird die regelmäßig aufeinanderfolgende Vorhof- und Kammeraktion bezeichnet. Bei *atrialer Tachykardie* besteht zwar regelmäßige Abfolge der Vorhofaktionen, jedoch kann die Überleitung unregelmäßig erfolgen und z. B. eine Blockbildung von 2:1, 3:1 usw. auftreten. Die Frequenz kann 100–250 Schläge/min betragen und weist im oberen Grenzbereich Übergänge zum Vorhofflattern auf (siehe S. 74 unten). Diese Rhythmusstörungen, bei denen auch „Reentry-(Wiedereintritts-) Phänomene" eine Rolle spielen (siehe unten), weisen meist auf Herz- oder Lungenerkrankungen hin.

Die *Präexitations-Syndrome* führen wegen anlagebedingter abnormer Vorhofleitungsbahnen zu Tachykardie-Anfällen. Die „Zusatzleitungen" stören die zeitliche Koordination der im AV-Knoten und His'schen Bündel eintreffenden Erregungen. Zusätzliche, direkte Vorhof-Kammer-Bahnen (AV-Leitungsbahnen) umgehen den AV-Knoten und führen unter Umständen zu Reentry-Phänomenen. Die Erregungsüberleitung erfolgt über ektope Muskelbrücken, die nach den Erstbeschreibern Kent-, James-, Mahaim- und Prinzmetal-Bahn bezeichnet werden und die normalerweise nicht vorkommen. Entsprechende klinische Syndrome sind z. B. das WPW- und LGL-Syndrom.

Vorhofflimmern und Vorhofflattern sind Extremformen der Vorhoftachykardie. Vorhofflattern weist Frequenzen von 250–350 Schlägen/min (Typ I bei typischem „Sägezahnmuster") oder sogar von 350–450 Schlägen/min auf (Typ II). Während bei der Vorhoftachykardie die feste Beziehung zwischen Vorhof- und Kammeraktionen erhalten ist, fehlt sie bei Vorhofflattern und Vorhofflimmern. Beim Vorhofflimmern (zuweilen werden Vorhoffrequenzen von 500–600 Schlägen/min erreicht) besteht völlige Desynchronisation zwischen Vorhof- und Kammererregung, im EKG wird eine absolute Arrhythmie sichtbar. Die Kammerfrequenz liegt dabei deutlich niedriger, meist zwischen 100–180 Schlägen/min. Dem Vorhofflattern und Vorhofflimmern liegt meist eine anderweitige Erkrankung (häufig koronare Herzkrankheit, Klappenfehler oder Herzinsuffizienz) zugrunde. Die gestörte Vorhofkontraktion birgt die Gefahr der Thrombenbildung und der Ausschwemmung von solchen Blutgerinnseln, insbesondere ins Gehirn (vgl. Kapitel III.5). Akutes Vorhofflimmern erfordert Kardioversion („Vorhofdefibrillation" vgl. S. 75).

Arrhythmien sind eine unregelmäßige Herzschlagfolge. Die Unregelmäßigkeit kann sich in einzelnen, vorzeitig einfallenden Herzaktionen oder in langdauernder Herzschlagunregelmäßigkeit mit Tachy- und Bradykardie äußern (Tachyarrhythmie bzw. Bradyarrhythmie).

Supraventrikuläre Extrasystolen (SVES) sind nicht vom Sinusknoten ausgelöste, sondern zwischen einzelne Herzaktionen eingeschobene „Extraschläge", die durch ektope Erregungen oder Reentry-Phänomene bedingt sind. Im EKG zeigen SVES keine kompensatorische Pause, sondern löschen quasi den vorhergehenden Schlag. Erst nach einem Grundrhythmusintervall folgt der nächste Schlag. Supraventrikuläre Extrasystolen werden von herzgesunden Menschen meist gar nicht, von einigen nur in Ruhe oder Anspannung (Vago- oder Sympathikotonie), von anderen mit höchster Beunruhigung und Angst registriert (vgl. Kapitel III.5). Wenn eine Herzerkrankung vorliegt, können auch supraventrikuläre Extrasystolen Vorläufer bedrohlicher Rhythmusstörungen (Vorhofflimmern, Reentry-Tachykardien) sein. Varianten der SVES gehen von der AV-Knotenregion des Vorhofs aus (Vorhofextrasystolen, Knotenextrasystolen).

Ventrikuläre Extrasystolen (VES) beruhen auf abnormer Bildung und Ausbreitung von Erregungen („getriggerte Automatie und kreisende Erregung") in der Kammermuskulatur. Die Erregung entsteht ektop, an falscher Stelle. Sie entzieht sich gewissermaßen der ordnenden Kontrolle des Schrittmachersystems und führt zu einer eingeschobenen Kammeraktion. VES kommen zwar auch beim Herzgesunden vor, sind aber beim Herzkranken ein ernstes Warnsignal für eine mögliche weitere Eskalation der Rhythmusstörung. Bei VES ist der Kammerkomplex im EKG stets deformiert, oft besteht zusätzlich ein Links- oder Rechtsschenkelblock (LSB/RSB). VES von einem Ausgangspunkt werden als monotop, mit mehreren Erregungszentren als polytop bezeichnet. VES können direkt aufeinanderfolgen, so daß von Bigeminie, Trigeminie usw. gesprochen wird. Als bedrohlich gelten die frühzeitig einfallenden ventrikulären Extrasystolen (R- auf T-Phänomen), da sie gelegentlich ventrikuläre Tachykardien (siehe unten) auslösen können. Die Lown-Klassifikation gibt für Patienten nach einem Myokardinfarkt eine orientierende Einteilung der Schweregrade der VES aufgrund des 24-Stunden-EKGs.

Grad 0	Keine VES
Grad I	Monomorphe VES (< 30/h oder < 1/min)
Grad II	Monomorphe VES (> 30/h oder > 1/min)
Grad III	Polymorphe VES
Grad IVa	Paarweise VES (Couplet)
Grad IVb	VES-Salven (> 2 VES, Kammertachykardie)
Grad V	Frühzeitige VES, R-auf T-Phänomen

VES = ventrikuläre Extrasystolen monomorph/polymorph, siehe Text.

Grad I–III mit mono- oder polymorphen VES sind möglicher Ausgangspunkt für tachykarde Rhythmusstörungen. Grad IV umreißt paarweise oder in Serien auftretende VES (Couplets oder Salven) mit ungünstiger Prognose, Grad V die bedrohlichen, früh einfallenden VES.

Ventrikuläre Tachykardie (VT) ist die nächste Eskalationsstufe der schwerwiegenden VES, bei der es zu mehreren und anhaltenden vorzeitigen Kammeraktionen kommt. Bei den verschiedenen Formen von VT liegt die Frequenz meist hoch, zwischen 150–240 Schlägen/min. Die sog. „anhaltende *monomorphe* ventrikuläre Tachykardie" kommt am häufigsten bei koronarer Herzkrankheit und nach Myokardinfarkt vor. Ausgangspunkt von VT sind meist Randgebiete der Myokardinfarktnarben. Eine *polymorphe* VT-Variante (mit einem charakteristischen EKG-Befund) ist die *Torsade-de-pointes*-Tachykardie.

Kammerflattern und Kammerflimmern sind extrem schnell aufeinanderfolgende Kammerkontraktionen, so daß kein Blut mehr ausgetrieben wird, praktisch ein akutes Pumpversagen des Herzens vorliegt und – ohne Reanimation – der Herztod innerhalb von Minuten eintritt. Bei Kammerflattern beträgt die Kammerfrequenz 200–300 Schläge/min, bei Kammerflimmern über 300 Schläge/min. Kammerflattern zeigt meist noch ein mehr oder weniger regelmäßiges, Kammerflimmern ein unregelmäßiges, chaotisches EKG-Bild. Ein Kammerkomplex ist dann nicht mehr erkennbar. Bei einem „Null-Linien-EKG" besteht Asystolie (Herzstillstand). Kammerflattern und Kammerflimmern sind oft die Todesursache bei einer koronaren Herzkrankheit oder einer chronischen fortgeschrittenen Herzinsuffizienz.

Der *plötzliche Herztod* ist der Sekundenherztod durch eine Herzrhythmusstörung, die vom raschen, aber nicht unvermittelten Tod beim Pumpversagen des Herzens abgegrenzt wird. Man schätzt, daß in den USA fast jede Minute ein Mensch am akuten Herztod stirbt. Die mit Abstand häufigste Grunderkrankung ist die koronare Herzkrankheit mit Myokardinfarkt. Ursache sind bei mehr als 80 % der Patienten schnelle Rhythmusstörungen im Sinne von ventrikulären Tachykardien, meist als Kammerflattern und Kammerflimmern. Wie bei Myokardinfarkt-Patienten, bei denen ein 24-Stunden-EKG abgeleitet worden war, beobachtet wurde, tritt der plötzliche Herztod nicht ohne vorangehende Warnarrhythmien auf. Diese können von relativ harmlosen bis zu lebensbedrohlichen Arrhythmien eskalieren. Auch wenn das akute Infarktgeschehen überlebt wird, sind besonders die sog. Grenzzonen der Infarktnarbe eine Quelle für abnorme, heterotope Erregungsbildung und zudem für abnorme Erregungskreisläufe („kreisende Erregung"). Die Purkinje-Fasern der Herzkammern entwickeln dabei eine abnorme herdförmige Impulsbildung (gesteigerte Automatie). Auch Herzmuskelzellen können ihre frühembryonale Fähigkeit zur spontanen Erregungsbildung zurückgewinnen. Darüber hinaus kommt es durch Impulsblockierungen, „falsche" Leitungsbahnen, irreguläre Wiedererregungen u. a. zu den sog. Wiedereintrittsphänomenen (Reentry-Phänomen) mit kreisenden Erregungen außerhalb des Schrittmachersystems. Die Erregungsfront vom Sinusknoten muß gewissermaßen das Narbengebiet umlaufen und überschneidet sich mit den ektopischen Erregungen, so daß ein Nebeneinander von erregten, unerregten, refraktären und wiedererregten Bezirken vorliegt. Daraus kann schließlich ein umschriebenes Flimmern entstehen, das sich über den gesamten Herzmuskel ausbreiten und in Kammerflimmern übergehen kann. Kammerflimmern führt zu sofortigem Kreislaufstillstand und Bewußtlosigkeit und – ohne Gegenmaßnahmen

– zum Tod. Nur durch Defibrillation kann Kammerflimmern augenblicklich unterbrochen werden. Mit großflächigen Elektroden wird ein kurzdauernder Stromstoß von hoher Intensität auf die Brustwand und damit auf das Herz appliziert. Die Stromeinwirkung führt zu einer gleichzeitigen Stimulation der gesamten Herzmuskulatur und versetzt diese in einen Refraktärzustand, der die kreisenden Erregungen unterbricht. Die Defibrillation, die nicht selten im Rahmen der Reanimationsmaßnahmen vom Notarzt durchgeführt wird, steht unter dem verhängnisvollen Damoklesschwert, daß es beim Herzstillstand innerhalb weniger Minuten zu einer durch Sauerstoffmangel bedingten Hirnschädigung kommt. Die Defibrillation des Notarztes wird daher (außer in der Klinik), realistischerweise, oft zu spät einsetzen, um diese Sauerstoffmangelschädigung des Gehirns vermeiden zu können. Der Notarzt unterliegt dabei nicht selten der schwierigen Entscheidung – womöglich unter den Augen der Angehörigen –, die Reanimation doch noch durchzuführen oder abzulehnen. Die Chancen der nicht sofortigen Reanimation werden allerdings begünstigt, wenn zwischenzeitlich externe Herzmassage und Beatmung erfolgen und damit ein Notkreislauf aufrechterhalten wird.

Die Zeichen des Kreislaufstillstands sind Pulslosigkeit, weite und lichtstarre Pupillen, fehlende Herztöne und Atemtätigkeit. Die externe Herzdruckmassage erfolgt durch Auflage der flachen Hand im unteren Drittel des Brustbeins und durch Massagestöße mit der Faust der anderen Hand auf das Brustbein, das durch diese rhythmischen Kompressionen um jeweils 3–5 cm in Richtung Wirbelsäule eingedrückt werden muß. Die Frequenz der Massagestöße muß zunächst rascher, dann mit etwa 70 Stößen/min erfolgen. Bei fehlender Spontanatmung müssen nach ca. 15 Massagestößen jeweils zwei (Mund-zu-Mund-)Beatmungen erfolgen. Das bei Reanimationsmaßnahmen eingesetzte Defibrillationsgerät ist so ausgestattet, daß für Diagnose und Behandlung kaum noch weitere zeitliche Verzögerungen hingenommen werden müssen.

Als *Behandlungsstrategien bei Herzrhythmusstörungen* sollen im vorliegenden Rahmen nur elektrostimulative und im

Anschluß daran destruktive Verfahren skizziert werden, die unmittelbar in das elektrobiologische Programm des Herzens eingreifen. Dadurch werden abnorme Erregungskreise ausgeschaltet oder durch externe Stimulation rhythmisiert (Katheterablation oder Schrittmacher). Bemerkenswerterweise bestehen hier große Analogien zu den Elektrostimulations- und Ausschaltungsbehandlungen am Gehirn – bei dort allerdings noch weitaus komplexeren Erregungskreisen. Auf die vielschichtige Wirkung antiarrhythmischer Medikamente und ihrer molekularbiologischen Grundlagen wird nicht eingegangen.

Implantierbare Herzschrittmacher sind heute allgemein bekannt. Millionen von Menschen tragen einen konventionellen Herzschrittmacher und vermutlich schon eine halbe Million Menschen einen implantierten Kardioverter- und Defibrillator-Schrittmacher. Damit sind auch Millionen von Menschen frei von oft dramatischen Beschwerden und nicht wenige von einer sonst tödlichen Bedrohung. Allerdings, die Grunderkrankung und die dadurch bestimmte Lebenserwartung wird durch den Schrittmacher meist nicht geändert. Die Schrittmachertherapie erfolgt ganz überwiegend bei langsamen Rhythmusstörungen. Anfänglich handelte es sich um eine „externe Triggerung" (Stimulation) bei momentanen Blockierungen. Moderne Schrittmacher gewährleisten aber nicht nur einfache „Ersatzfunktionen", vielmehr können sie unterschiedliche Herzsignale registrieren und mit einem genau angepaßten Stimulationsprogramm beantworten. Die Schrittmacherimplantation ist vor allem angezeigt bei bedrohlichen Erregungsleitungsstörungen mit stark verlangsamtem Herzschlag, wie z.B. bei den gefährlichen Adams-Stokes-Anfällen, AV- oder SA-Block mit Beschwerden, bei Bradykardien, die mit hämodynamischer Insuffizienz (Blutumlaufstörungen) verbunden sind oder in schnelle Arrhythmien umschlagen können, beim Sinusknoten-Syndrom mit stark wechselndem Herzrhythmus u.a. (Die Deutsche Gesellschaft für Herz- und Kreislaufforschung mit der AG Schrittmacher und der AG Rhythmusstörungen hat entsprechende Empfehlungen zur Schrittmacherimplantation erarbeitet.)

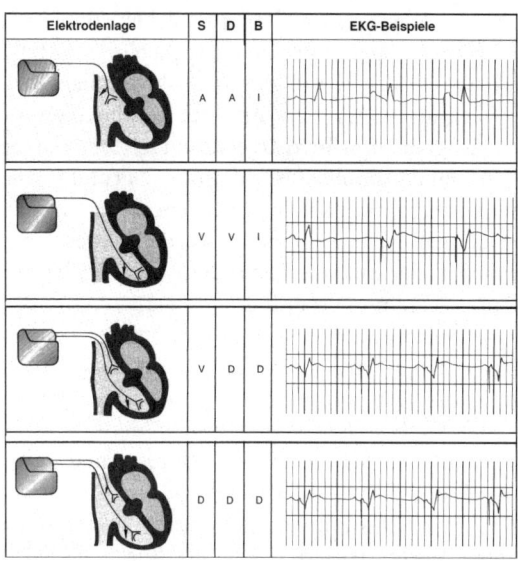

Elektrodenlage	S	D	B	EKG-Beispiele
	A	A	I	
	V	V	I	
	V	D	D	
	D	D	D	

Abb. 17: Vier Beispiele von Schrittmacherfunktionen mit Elektrodenlage
in Vorhof und/oder Kammer, Codierung und Stimulationsform
(modifiziert nach Netter 1990).

Herzschrittmachergeräte bestehen aus einem Steuer- oder
Programmsystem (meist unterhalb des rechten Schlüsselbeins
unter der Haut implantiert) und dem angeschlossenen Stimu-
lations- oder Elektrodensystem, dessen Elektrodenspitzen
im rechten Vorhof oder/und der rechten Kammer liegen
(Abb. 17). *Demand-Schrittmacher* sind 1-Kammer-Systeme,
deren Impulse bei regelrechter Herzaktion durch die R-Zacke
(des EKG-Komplexes) unterdrückt werden und die daher das
Herz nur dann stimulieren, wenn die Herzfrequenz unter einen programmierten Wert abfällt. *2-Kammer-Systeme* registrieren und stimulieren durch eine jeweils eigene Elektrode
sowohl Vorhof- wie Kammeraktion. Damit können ein nor-
maler physiologischer Erregungsablauf (z.B. beim totalen
AV-Block) und eine verbesserte Herzleistung erzielt werden.
Frequenzadaptierende Systeme ermöglichen nicht nur die

Korrektur der Rhythmusstörung als solcher, sondern erlauben (z. B. bei Sinusknotenerkrankung) auch eine zusätzliche Leistungsanpassung der Herzfrequenz an körperliche oder emotionale Belastungen. Als „Sensoren" für die Leistungsanpassung können Meßgrößen wie Muskelaktivität, Frequenzbeschleunigung, Kammerkomplexintervall u. a. zugrunde gelegt werden. Frequenzadaptierende Schrittmacher können auch als 1- oder 2-Kammer-System eingesetzt werden. Einen *universellen Schrittmacher*, der auf alle denkbaren Stimulationsformen in Vorhof und Kammer programmiert werden könnte, gibt es allerdings noch nicht. Die verfügbare Vielfalt von Schrittmacher-Betriebsarten wird aber auch heute den verschiedenen Rhythmusstörungen gerecht.

Ein *einheitliches Erkennungssystem* mit 5 Codestellen kennzeichnet jeden Schrittmacher. Die erste und zweite Stelle geben den Stimulations- oder Detektionsort (A = Atrium/Vorhof, V = Ventrikel/Kammer, D = Vorhof und Kammer), die dritte Stelle die Betriebsart (I = inhibitorisch, D = Inhibition und Triggerung) und weitere Stellen Zusatzinformationen an (frequenzadaptiertes oder „rate response" (R-)System). Abbildung 17 zeigt 4 Beispiele der Codierung von Schrittmachersystemen. Das erste (oberste) Beispiel ist ein Vorhof-Demand-Schrittmacher (AAI). Der Sensor liegt im Vorhof (A), die Stimulation erfolgt ebenfalls im Vorhof (A), und der Schrittmacher bleibt bei regelrechter Herzaktion inhibiert (I). Das zweite Beispiel ist ein Ventrikel-Demand-Schrittmacher (VVI) mit Sensor und Stimulation im Ventrikel und Inhibitionsfunktion. Das dritte Beispiel ist eine Vorhof- (P-Wellen-)synchronisierte Kammerstimulation (VDD). Der Stimulationsimpuls in der Herzkammer erfolgt also bei Registrierung einer Vorhofwelle. Das vierte Beispiel ist ein frequenzadaptierender Schrittmacher (DDD), bei dem sich Sensor und Stimulator jeweils in Vorhof und Ventrikel befinden, so daß eine synchronisierte Vorhofkammeraktion gebahnt wird. Bei Vorhofeigenaktionen wird der Vorhofimpuls gehemmt und der Kammerimpuls getriggert. Ist die Vorhofeigenfrequenz geringer als die programmierte Frequenz, wird der Vorhof getriggert. Falls keine AV-Überleitung erfolgt, wird zusätzlich die Kammer stimuliert. Auch hier hemmt die regelrechte Eigenaktion von Vorhof und Kammer den Schrittmacher.

Implantierbare Kardioverter/Defibrillatoren (PCD) ermöglichen die sofortige Elektrotherapie von gefährlichen schnellen Rhythmusstörungen der Herzkammer (maligne Kammerarrhythmie, Kammerflimmern). Diese Rhythmusstörungen beeinträchtigen die Pumpfunktion (Auswurfleistung) des Herzens bis hin zum funktionellen Herzstillstand. Ohne Reanimationsmaßnahmen tritt innerhalb von Minuten der plötzliche Herztod ein. Der PCD stellt eine automatisierte Form des externen Defibrillators („Defi") dar. Der PCD entdeckt die ventrikulären Tachykardien und beendet sie sofort durch geeignete Stimulation. Die Stimulationsform von PCD ist dabei der identifizierten Rhythmusstörung angepaßt (bradykarde oder antitachykarde Stimulation, R-Zacken getriggerte Kardioversion, monophasischer oder biphasischer DC-Schock). Der Anwendungsbereich für PCD-Implantation wurde ebenfalls von der Deutschen Gesellschaft für Herz- und Kreislaufforschung, AG Interventionelle Elektrophysiologie, erarbeitet. Bei PCD-Implantation werden die Elektrodenspulen an der Spitze des rechten Ventrikels und am Veneneingang zum rechten Vorhof (Vena cava superior) eingebracht. Die Testung der Schrittmacherfunktion erfordert hier auch die Auslösung einer ventrikulären Tachykardie mit Prüfung des wirksamen Defibrillationsimpulses in Narkose. Der PCD muß gewissermaßen nachweisen, daß er Kammerflimmern tatsächlich erkennen und defibrillieren kann.

Bei der *Herzschrittmacher-Implantation* wird im Schlüsselbeinbereich durch Hautschnitt eine Vene eröffnet (meist Vena cephalica) und von hier die Elektrode(n) in den rechten Vorhof oder/und Ventrikel unter Bildschirmkontrolle vorgeschoben. Die Elektrode muß an der Spitze des rechten Ventrikels oder dem Herzohr des rechten Vorhofs verankert sein. Nach Funktionsprüfung erfolgen Elektrodenfixierung und Hautnaht, Programmierung und erneute Kontrolle des Schrittmachers. Komplikationen des Eingriffs sind ebenso wie Gerätestörungen selten. Der Schrittmacher schränkt allerdings eine Reihe schwer ersetzbarer diagnostischer und therapeutischer Verfahren ein oder verbietet ihre Anwendung (z. B. Kernspintomographie, bestimmte Formen der Strahlentherapie).

Die *Katheterablation* ist ein Verfahren zur gezielten Zerstörung von umgrenzten Herzgebieten mit abnormer Erregungsbildung oder Erregungsleitung (arrhythmogener Herd, Reentry-Kreis). Ein Elektrodenkatheter muß unter Bildschirmkontrolle genau lokalisiert werden (z. B. mit Pace-Mapping). Die Funktionsausschaltung wird zunächst getestet. Die Gewebsläsion erfolgt meist mit Hilfe der sog. Hochfrequenzstromablation, also lokaler Hitzeanwendung.

4. Herztransplantation

Die Herztransplantation ist für Patienten im Endstadium eines fortschreitenden Herzversagens *(terminale Herzinsuffizienz)* die einzige lebenserhaltende Behandlung. Unter den vielfältigen Erkrankungen, die in eine terminale Herzinsuffizienz münden und damit eine Herztransplantation begründen können, stehen beim meist älteren Menschen die Folgen der koronaren Herzkrankheit und beim jüngeren Menschen die Kardiomyopathien (Herzmuskelleiden) im Vordergrund.

Die Herztransplantation ist heute eine schon häufig durchgeführte Herzoperation. In nächster Zeit werden weltweit 50 000 Menschenherzen transplantiert sein. Die Überlebensraten betragen bisher 80 % nach einem, 65 % nach 5 und 40 % nach 10 Jahren. Umgekehrt ist mehr als jeder zweite nicht transplantierte Patient mit vergleichbarem Beschwerdebild innerhalb eines Jahres verstorben.

Obwohl die Wartezeit bis zur Herztransplantation (bei fortdauernder schwerer Herzinsuffizienz) eine harte Belastung darstellt und auch der postoperative Verlauf nicht wenige Risiken beinhaltet, sind Leistungsfähigkeit und Lebensqualität der erfolgreich herztransplantierten Patienten ausgezeichnet. Ein Teil der Patienten kann sogar in den Beruf zurückkehren. Nicht wenige herztransplantierte Patienten zeigen nach dem postoperativen Heilverlauf eine erstaunliche körperliche Belastbarkeit und Leistungsdauer. Die Herztransplantation selbst ist zwar ein chirurgischer Eingriff mit hohem technischen Aufwand, der aber für die herzchirurgischen Zentren schon nahezu Routine darstellt. Für den Erfolg der Transplantation ist aber nicht nur die Operationstechnik, sondern ebenso ein genauestens strukturiertes Umfeld für Diagnose, Vorbereitungsphase, Abstimmung von Spender- und Empfängerherz einschließlich intensiver postoperativer Nachbetreuung ausschlaggebend.

Für eine Herztransplantation kommen Patienten mit einer Herzinsuffizienz NYHA Grad III-IV und einer Lebenserwartung von weniger als einem Jahr in Frage. Kriterien der Herzleistungsstörung sind ferner ein Blutauswurf des linken Herzens (linksventrikuläre Ejektionsfraktion = LVEF) von weniger als 25%, Herzrhythmusstörungen Lown-Grad IIIa – V und wiederholtes Herzversagen trotz bestmöglicher medikamentöser Behandlung. Darüber hinaus muß die individuelle Situation des Patienten (Dringlichkeit, Komplikationen, Begleiterkrankungen) berücksichtigt werden. Eine Herztransplantation ist heute vom Säuglings- bis ins höhere Lebensalter möglich. Sie kann nicht vorgenommen werden bei bestimmten Formen des Bluthochdrucks im Lungenkreislauf, schweren Leber-, Nieren-, Lungen- und anderen Organerkrankungen, aber auch bei eingeschränkter Mitarbeit der Patienten wie Drogen- oder Alkoholabhängigkeit.

Die häufigsten Grunderkrankungen, die zu Herztransplantationen führen, sind heute die koronare Herzkrankheit (vgl. Kapitel III.2), die dilative Kardiomyopathie (vgl. Kapitel III.1) sowie einige Herzfehler und Rhythmusstörungen mit schwerer Herzinsuffizienz. Einen eigenen Indikationsbereich stellt die Herztransplantation bei den schweren Herzmißbildungen im Säuglings- und Kindesalter dar (unter Umständen mit Transplantation bereits in den ersten Lebenstagen). Eine weitere Voraussetzung zur Transplantation ist selbstverständlich die eingehende *kardiologische Untersuchung*, u.a. mit Links- und Rechtsherzkatheter, Langzeit-EKG und Echokardiographie (vgl. Kapitel II.1).

Die sog. *Wartezeit* des Patienten auf die Herztransplantation beginnt mit dem Zeitpunkt, in dem die Entscheidung – die ihrerseits Ausdruck eines sehr komplexen Entscheidungsprozesses ist – für die Operation gefallen ist und der Patient bei der zentralen europäischen Koordinationsstelle (Eurotransplant in Leyden/Niederlande) gemeldet wird. Dort werden die wesentlichen Empfänger- und Spenderdaten gespeichert und überprüft. Jeder Wartelisten-Patient erhält eine Dringlichkeitsstufe von „high urgency" bis „transplantable" oder „not transplantable" (bei vorübergehender Nichttransplantierbarkeit). In der Wartezeit erfolgen dann die Vorbereitung, Kontrolle und Betreuung des Patienten. Durch die zunehmende Diskrepanz zwischen der Anzahl der Wartelisten-Patienten und der verfügbaren Spenderorgane ist die Wartezeit zunehmend lang geworden, und es kommen immer häufiger auch Komplikationen vor. Wenn die Pumpschwäche des Herzens nicht mehr kontrolliert werden kann, kann die Implantation eines Ventrikelunterstützungssystems („Teilkunstherz") erfolgen. Solche Systeme stehen für die Unterstützung des linken, des rechten oder des gesamten Herzens zur Verfügung. Derzeit wird hauptsächlich ein tragbares, batteriebetriebenes Gerät eingesetzt, während ein vollständig implantierbares Gerät (das letztlich nicht nur zur Überbrückung, sondern auch als Alternative zur Herztransplantation in Frage käme) beim Menschen noch nicht verwendbar ist. Bei schweren, mit Medikamenten nicht beherrschbaren Herzrhythmusstörungen kann zusätzlich ein implantierbarer Kardioverter und Defibrillator (PCD) eingesetzt werden.

Die *psychische Belastung* ist für den Patienten meist während der Wartezeit am größten. Er durchlebt nochmals das Für und Wider, Hoffnung und Verzweiflung und die Ambivalenz der eigenen Entscheidung. Bei einer Zustandsverschlechterung wird er den Eingriff noch mehr akzeptieren, bei vorübergehender Zustandsverbesserung wieder in Frage stellen und auf ein Überleben ohne Operation hoffen. Hinzu kommt die Angst, die Wartezeit vielleicht überhaupt nicht zu überleben. Nur selten können die Patienten die mit der Transplantation verbundenen Todesphantasien äußern, durch das Herz eines fremden Menschen überleben zu wollen und damit vielleicht sogar den Tod eines anderen Menschen herbeizuwünschen (die englische Sprache hat dafür die drastischen Begriffe des „rainy day-syndrome" oder „donor weather" geprägt), was zugleich schwere Schuld- oder Versündigungsgedanken heraufbeschwört. Es ist naheliegend, solche Extremzustände mit den psychischen Symptomen der posttraumatischen Belastungsstörung nach anderen Extrembelastungen in Beziehung zu setzen (vgl. Strian 1998, Angst und Angstkrankheiten, C.H.Beck Wissen Bd. 2007). Gerade in der Wartezeit ist es wichtig, daß der Patient hier eine angemessene Einstellung findet und für ihn nicht zusätzliche Belastungen durch Verdrängung und Projektion entstehen. Besonders schwer zu bewältigen ist für den möglicherweise schon zur Operation stationär aufgenommenen Patienten, wenn sich herausstellt, daß das Spenderorgan für ihn nicht geeignet ist, und die Wartezeit erneut beginnt.

Die *orthotope Herztransplantation* erfolgt heute weltweit ganz überwiegend nach dem von Lower und Shumway (1960) entwickelten Vorgehen (Farbabbildung 10). Nach Eröffnen des Brustkorbs werden die großen Ein- und Ausgangsgefäße des Herzens für den Anschluß an die Herz-Lungen-Maschine (die während der Operation anstelle von Herz und Lunge den Blutumlauf und Sauerstoffaustausch übernimmt) vorbereitet. Dazu werden die Hauptschlagader (Aorta ascendens) und Zuflüsse des rechten Vorhofs mit Kanülen an die Herz-Lungen-Maschine angeschlossen. Das Herz des Patienten („Empfängerherz") wird herausgetrennt, dabei ein schmaler Vorhofsockel belassen. Zur Einpflanzung des vorbereiteten Spenderherzens (z.B. Vorhofschnitt unter Schonung des Sinusknotens) an dem „Stumpf" des Empfängerherzens werden zunächst die Vorhöfe vereinigt, dann die Gefäßverbindungen von Lungen- und Hauptschlagader (Arteria pulmonalis und Aorta) wieder hergestellt. Das „neue Herz" kann in seine Funktion eintreten und erübrigt dann die Herz-Lungen-Maschine. Vor dem Verschließen der Brustwand werden außerdem zwei Schrittmacherdrähte auf die rechte Herzkammer und den rechten Vorhof aufgenäht. Zur „Entwöhnung" von der Herz-Lungen-Maschine müssen ggf. Medikamente gegeben werden, die Herzfrequenz und Schlagkraft des Herzens stimulieren (z.B. Adrenalin, Dopamin, Dobutamin), den Gefäßwiderstand in den Lungengefäßen kontrollieren die rechte Herzkammer entlasten (z.B. Prostaglandine, Enoximon).

Die *heterotope Herztransplantation („Hilfs- oder Huckepackherz")* kann eine seltene Alternative bei deutlich erhöhtem Lungengefäßhochdruck oder einem „mismatch" zwischen Empfänger und Spenderherz darstellen. Im Wortsinn schlagen dann „zwei Herzen in der Brust". Andere, realistische Ersatzverfahren zur orthotopen Herztransplantation befinden sich derzeit noch im experimentellen Stadium oder kommen – wie die o.g. „Kunstherzen" – allenfalls zur kurzfristigen Überbrückung („Bridging") in Frage. Ein bemerkenswertes Verfahren ist die *dynamische Kardiomyoplastik,* bei der ein großer Rückenmuskel (M. latissimus dorsi links) um beide Herzkammern gewickelt wird. Diese zusätzliche „Muskelschale" um das Herz muß jedoch (weil es sich um einen Skelettmuskel handelt) EKG-getriggert werden (R-Zacken-Stimulation). Die Skelettmuskelkontraktion verstärkt also die Herzmuskelkontraktion während der Systole und verbessert die zu schwache Pumpfunktion des Herzens. Es liegt ein „biologisch-technisches" Unterstützungssystem des Herzens vor. Die Problematik dabei ist, daß der Skelettmuskel auch strukturell nicht für die Dauerfunktion des Herzmuskels angelegt ist und eine entsprechende Umfunktionierung erzielt werden muß. Die *Xenotransplantation* von Tierorganen auf den Menschen scheitert derzeit an der nicht beherrschbaren Abstoßungsreaktion (hyperakute xenogene Abstoßungsreaktion = HXAR), die letztlich Ausdruck der evolutionären Barrieren ist.

Immunmechanismen, mit denen der Organismus das „fremde Herz" zu eliminieren versucht, sind ein zentrales Problem der Transplantationsmedizin und lauern als die Gefahr der „Abstoßungsreaktion" (des neuen Herzens) gewissermaßen ständig im Hintergrund. Ab dem Operationszeitpunkt müssen daher ständige Gegenmaßnahmen (Immunsuppression) und anfangs häufige Kontrollen erfolgen.

Die zugrunde liegenden Abwehrmechanismen beruhen auf der gengesteuerten Ausbildung von Eiweißmolekülen auf der Zelloberfläche, die gewissermaßen die persönliche Handschrift widerspiegeln. Die Gengruppe wird als Major histocompatibility complex (MHC), die Eiweißmolekülgruppe als Human leucocyt antigen (HLA) bezeichnet. Ein analoges Identifikationssystem ist das AB0-Blutgruppensystem.

Bei Kontakt von Zellen mit denen eines fremden Individuums werden diese als fremd erkannt und Abwehrschritte als Immunantwort ausgelöst. Diese führt zur Zerstörung der fremden Zellen. Dabei spielen Antigene, Mediatoren sowie Blutzellen (z.B. T-Helfer-Zellen, zytotoxische und Suppressor-T-Zellen, Plasmazellen) eine Rolle. Antikörper und Abwehrkörper zerstören letztlich die Fremdzellen und können im Fall der Herztransplantation zur Abstoßung des transplantierten Herzens führen. Für die Behandlungsstrategie bei Herztransplantation bedeutet dies präoperativ, daß bereits bei der Auswahl des Spenderherzens auf AB0- und HLA-Merkmale geachtet wird, und postoperativ, daß die gefährliche Immunantwort des Patienten auf das transplantierte Herz lebenslang und ununterbrochen durch *immunsuppressive Medikamente* gehemmt werden muß. Hauptsubstanzen sind Cyclosporin A, in neuerer Zeit FK 506, sowie Azathioprin und Cortison. Diese Dreifach- oder (ohne Cortison) Zweifachkombination wird auch als Basisimmunsuppression bezeichnet.

Trotz dieser Immunsuppression kann es zu jedem Zeitpunkt, auch noch in den nachfolgenden Jahren, zur sog. *Abstoßungsreaktion* kommen. Diese Tendenz muß daher frühzeitig erkannt und vorübergehend durch verstärkte Immunsuppression verhindert werden. Trotz der Bemühungen um einfache Abstoßungskriterien wird die Entnahme und Untersuchung von Herzmuskelgewebe (Endomyokardbiopsie – EMB) in anfangs wöchentlichen, später vierteljährlichen oder längeren Intervallen zur Erkennung einer Abstoßungsreaktion zumeist noch als notwendig erachtet. Die zur Untersuchung erforderliche Gefäßpunktion in örtlicher Betäubung kann für den Patienten unangenehm sein. Mit einer Art Zangenkatheter wird in die rechte Herzkammer eingegangen und unter Bildschirmkontrolle durch mehrmaligen Zangenschluß Herzmuskelgewebe entnommen. Die Gefahr der Abstoßungsreaktion und die zugeordnete Behandlungsmaßnahme werden nach einem internationalen Klassifikationsschema (ISHLT-Grade) beurteilt. Die Kehrseite der Immunsuppression ist das damit erhöhte Infektionsrisiko, dem anfänglich durch strikte Hygienemaßnahmen, erforderlichenfalls durch antivirale und antibiotische Therapie, begegnet werden muß. Die Erfolgsstatistik der Herztransplantation zeigt aber, daß mit Hilfe dieser (und weiterer) Langzeitkontrollen auch langfristig Komplikationen weitgehend beherrscht werden können.

Neurokardiologisch ist erwähnenswert, daß das transplantierte Herz zunächst keinerlei Verbindung zum Nervensystem des Empfängers besitzt. Das Herz ist vollkommen „denerviert". Es gibt weder aufsteigende noch absteigende Nervenverbindungen zwischen Herz und Nervensystem (vgl. Kapitel I.4). Durch den Wegfall der parasympathischen Herzfrequenzsteuerung besteht meist ein beschleunigter Ruheherzschlag mit Frequenzen zwischen 90 bis 110 Schlägen/min. Eine rasche Belastungsanpassung ist daher nicht mehr möglich. Die Anpassung erfolgt über eine allmähliche und länger anhaltende Kreislaufreaktion und über neuroendokrine (hormonelle) Regulation, insbesondere Katecholamine. Auch Medikamente, die am Parasympathikus oder Sympathikus angreifen, können ihre Wirkung nicht entfalten. Andererseits kommt es am neuen Herzen zu einer Überempfindlichkeit gegenüber Adrenalin (Denervierungshypersensitivität). Die Frage nach einem Neuaussprossen von Nerven (Reinnervation des Herzens) im Verlaufe der ersten beiden postoperativen Jahre ist, ebenso wie das Zusammenspiel der neuroendokrinen Kompensationsmechanismen, noch nicht hinreichend geklärt. Die Untersuchung dieser Fragen wird durch Nebenwirkungen der immunsuppressiven Therapie erschwert.

5. Herz- und Gehirnkrankheiten

Der ununterbrochene Dialog zwischen Herz und Gehirn legt schon nahe, daß bei Herzerkrankungen auch Gehirnstörungen und bei Gehirnerkrankungen Herzstörungen auftreten können. Tatsächlich werden aber zumindest die neurogenen Wechselwirkungen zwischen Herz und Gehirn erst in den letzten Jahren zunehmend beachtet. Dabei wird ebenfalls sichtbar, daß fast nur Regulationsstörungen des Herzens und nicht mögliche Rückwirkungen auf das Gehirn („Afferenzstörungen") berücksichtigt werden. Allerdings sind die Auswirkungen von Herzerkrankungen auf das Gehirn (Durchblutungsstörungen, Embolien u. a.) seit langem bekannt. Sie führen oft zu schwerwiegenden Krankheitsbildern (embolischer Hirninfarkt) oder sogar zum Hirntod. Noch wenig beachtet werden auch die neuroendokrinen Wechselwirkungen, insbesondere der afferenten Rückmeldungen (z. B. hypothalamische Hormon- und Glucosewahrnehmung). Hier können noch beträchtlicher Kenntniszuwachs und neue Therapiemöglichkeiten erwartet werden.

Herzrhythmusstörungen bei Epilepsie und anderen Gehirnerkrankungen
Epileptische Anfälle mit vegetativen Symptomen, auch als *autonome Epilepsie* bezeichnet, sind seit langem bekannt. Herzfrequenzänderungen und Rhythmusstörungen besonders bei den sog. komplex-fokalen Anfällen wurden erst in den letzten Jahren beachtet. Komplex-fokale Anfälle, früher durch den weit prägnanteren Begriff psychomotorische Anfälle gekennzeichnet, sind nicht durch generalisierte Krämpfe und Bewußtseinsverlust, sondern durch anfallsweise auftretende, meist komplexe Erlebnisse (Bilder, Szenen), Verhaltensstereotypien (Schlucken, Kauen, mechanische Bewegungen) und durch merkwürdige Bewußtseinsänderungen wie Verfremdung der Umgebung und der eigenen Person und häufig eine ebenso eigentümliche emotionale Erlebnisqualität (oft exzessive Angst, selten übernatürliche Freude) charakterisiert. Einige Studien der letz-

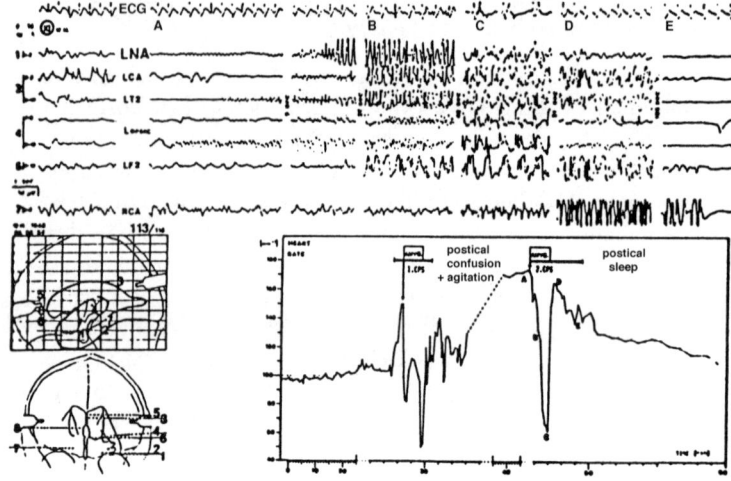

Abb. 18: Komplex-fokaler Anfall
mit exzessiven Herzfrequenzschwankungen (Fenster rechts unten)
im Stereo-EEG aus Mandelkern und Hippokampus
(nach Stodieck u. Wieser 1986, aus Strian 1988).

ten Jahre haben gezeigt, daß bei solchen Anfällen nicht nur profuse vegetative Beschwerden, sondern häufig auch Herzrhythmusstörungen vorkommen. Besonders charakteristisch sind rasch oder abrupt auftretende Herzfrequenzbeschleunigungen (Sinustachykardie), bei fast der Hälfte der Patienten mit über 150 Schlägen/min, bei einem Teil sogar bis 200 Schlägen/min. Herzschlagverlangsamungen (Bradykardie) sind eher selten. Manchmal tritt ein abrupter Wechsel zwischen Herzschlagbeschleunigung und Verlangsamung auf, so daß beträchtliche „Frequenzsprünge" vorkommen (Abb. 18). Auch ein vorübergehender AV-Block wurde beobachtet (Abb. 19). Gelegentlich kommt auch Brustschmerz, ähnlich einer kurzen Angina pectoris, vor. Der *Ausgangspunkt der epileptischen Aktivität* im Gehirn bei solchen anfallsbedingten Herzrhythmusstörungen scheint überwiegend in der Inselregion sowie in limbischen und mediobasalen Schläfenlappenstrukturen zu liegen.

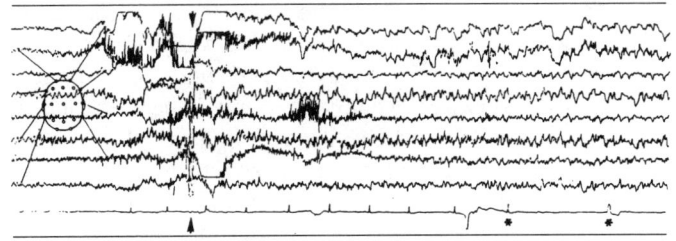

Abb. 19: Passagerer AV-Block im EKG (Markierung rechts unten)
während EEG-Registrierung eines komplex-fokalen Anfalles
(aus Wilder-Smith 1992).

In diesem Zusammenhang sind auch die Analogien der abnormen Erregungsbildung in Herz und Gehirn zu erwähnen.
In beiden Fällen liegt eine Störung der Koordination und
Balance in funktionalen Erregungskreisen vor. Am Herzen
gewährleistet der koordinierte Erregungsablauf die regelmäßi-
gen Herzaktionen, am Gehirn ist das dynamische Gleichge-
wicht spezieller Schaltkreise für Wahrnehmungen, Bewegungen, Koordination etc. unerläßlich. Die klinischen Symptome
hängen hier wie dort von Ort, Art und Dauer der abnormen
Erregungen und der abnormen Erregungsausbreitung ab. Bemerkenswerterweise ist man heute auch am Gehirn in der Lage, durch spezielle, ebenfalls implantierte Schrittmachersyste-
me, bei denen die Elektrodenspitze in genau definierten Orten
zentralnervöser Schaltkreise liegt, geordnete Funktionen wie-
derherzustellen (z.B. Implantation von Stimulationssonden
bei der Parkinson-Krankheit) oder umgekehrt durch medika-
mentöse Behandlung, durch stereotaktische Mikroläsionen
oder „Ablationen" wieder einen geordneten Erregungsablauf
und eine Normalisierung der Funktion zu erreichen. Abnorme
ektope Erregungen treten an Gehirn und Herz besonders in
den Randzonen von Schädigungen auf (Myokardinfarkt, Hirn-
kontusion). Die globale Erregungseskalation (im Gehirn der
Status epilepticus, am Herzen Kammerflimmern) stellen beide
akut lebensbedrohliche Zustände dar. Anfallshemmende und
antiarrhythmische Medikamente haben teilweise auch ähn-

liche Wirkeigenschaften (z. B. lidocainartige, natriumkanal-hemmende Effekte bei Carbamazepin und Mexiletin).

Rhythmusstörungen bei Subarachnoidalblutung (SAB) sind besonders schwerwiegend und tragen zur Lebensbedrohlichkeit des Krankheitsbildes bei. Bei SAB kommt es durch eine plötzliche Gefäßzerreißung meist an der Schädelbasis zu einer massiven Einblutung mit Druck auf tiefgelegene Hirnabschnitte, insbesondere auf Hypothalamus und seine vegetativ-endokrinen Regulationszentren. Schon frühzeitig waren bei diesem oft bedrohlichen und dramatischen Krankheitsbild auch schwere Herzrhythmusstörungen und darüber hinaus auch Herzmuskelschädigungen aufgefallen. Am häufigsten finden sich im EKG eine verlangsamte Erregungsüberleitungszeit von Vorhof auf Kammer (verlängertes QT-Intervall) und Formvarianten des Kammerkomplexes. Ursache scheint eine Hypothalamusreizung mit abrupter Erhöhung der sympathischen Aktivität zu sein. Herzmuskelschädigung (und Herzmuskelenzymerhöhung) hängen dabei von der Dauer der Hirndruckentwicklung ab und sind daher bei entsprechender Behandlung vermeidbar. *Akute Streßeinwirkungen* auf das Herz sind im allgemeinen nur dann gefährlich, wenn bereits eine Herzschädigung und Rhythmusstörungen vorliegen (vgl. Kapitel III.2).

Gehirnstörungen bei Herzkrankheiten
Herzerkrankungen führen vor allem durch *hämodynamische* Beeinträchtigungen zu Gehirnstörungen. Bei schwerem Pumpversagen des Herzens kommt es zu eher diffusen Hirnschädigungen, bei embolischen Prozessen zu umschriebenen Durchblutungsstörungen des Gehirns (TIA und Hirninfarkt). Zu akutem Herz- und Hirntod oder schwersten Hirnschädigungen führen – in Abhängigkeit von der Dauer des Herz- und Kreislaufstillstandes – schwere Rhythmusstörungen (z. B. Kammerflimmern). Unmittelbare Rückwirkungen von Herzrhythmusstörungen auf Hirnfunktionen sind weitgehend unbekannt, könnten aber bei emotionalen Störungen eine Rolle spielen (vgl. Herzphobie).

Der *embolische Hirninfarkt* als Folge eines Embolus, ausgeschwemmt vom Herzen in den Hirnkreislauf, wird heute wegen verbesserter echokardiographischer Methoden besonders beim jüngeren Menschen häufiger erkannt. Es gibt aber keine typischen klinischen Symptome für die embolische Ursache eines Hirninfarktes. Es ist vielmehr das Verlaufs- und Befundmuster bei einem Hirninfarkt, das eine Herzursache nahelegt. Fast die Hälfte aller Embolien gelangt über die direkte Strombahn der Hauptschlagader und ein großes Halsgefäß ins Gehirn, die übrigen Embolien in unterschiedlichste andere Organe. Der Verlauf der Hirngefäße selbst bedingt die bevorzugte Lokalisation der Hirninfarkte in den zentralen Verzweigungsästen der mittleren Hirnarterie (parietale und angulare Arterie). Wie der von Virchow 1847 geprägte Begriff der Embolie besagt, verstopft der Thrombus dort das Endstromgebiet der Arterie, und es kommt (ebenso wie beim Myokardinfarkt) zum Untergang des zugeordneten Hirngewebes. Die Hauptsymptome sind von Größe und Ort des Embolus abhängig und entsprechen den dort repräsentierten Hirnfunktionen (z.B. Halbseitensymptome oder Sprachstörungen). Ursachen zerebraler Embolien sind Herzerkrankungen, die entweder eine Thrombenbildung im Herzen begünstigen oder eine Fortleitung von Thromben ins Gehirn ermöglichen. Das sind einerseits solche mit beeinträchtigter Hämodynamik (Klappenfehler, Wandanomalien u.a.) und andererseits abnorme Verbindungen zwischen rechtem und linkem Herzen, so daß von Beinvenen fortgeschwemmte Thromben direkt in den großen Kreislauf gelangen können.

Beim *Myokardinfarkt* sind frühe oder späte Hirninfarkte nicht selten und meist embolisch bedingt. Besonders beim großen Vorderwandinfarkt mit „apikaler Akinese" (Immobilisierung der Herzspitze) können dort Thromben entstehen und in die Hirnstrombahn gelangen. Spätere Wandausbuchtungen (Aneurysmen) begünstigen Thrombenbildung. Unter den Herzklappenerkrankungen, die zu Thrombenbildung und Embolien disponieren, steht die Mitralstenose (mit erweitertem Vorhof und Tendenz zu Vorhofflimmern) im Vordergrund, mit abnehmender Häufigkeit Aortenklappenstenosen und Mitral-klappenfehler. Beim älteren Menschen spielen möglicherweise auch Verkalkungen im Klappenbereich eine Rolle. Auch nach Herzklappenersatz sind besondere Vorsichtsmaßnahmen zur Vermeidung von Thrombenbildung und möglichen Embolien notwendig. Das Vorkommen von Embolien beim Mitralklap-penprolaps ist eher selten. Das Risiko einer Embolie beim *Vorhofflimmern* ist dagegen besonders beim älteren Menschen hoch. Bei jüngeren Menschen kommen Embolien besonders bei Vorhofflimmern im Rahmen von Schilddrüsenüberfunk-tion vor.

Beim *offenen Foramen ovale (patent foramen ovale = PFO)* besteht eine Lücke zwischen rechtem und linkem Vorhof. Ein Embolus aus dem großen Kreislauf kann dann (z. B. bei Bein-venenthrombose) vom rechten direkt in den linken Vorhof und von dort über linke Herzkammer und Halsgefäße bis ins Gehirn fortgeleitet werden. Es liegt dann eine *paradoxe Em-bolie* vor. Beim „jugendlichen Insult" wird heute bei fast je-dem 3. Patienten ein offenes Foramen ovale nachgewiesen, was noch vor wenigen Jahren nicht faßbar war. Zur Diagnose und Behandlung des offenen Foramen ovale sind heute faszi-nierend einfache Methoden verfügbar. Durch eine „Blutstrom-markierung" kann der abnorme Blutfluß durch die offene Vorhofscheidewand sichtbar gemacht werden. Die „Markie-rung" erfolgt durch intravenöse Injektion einer Lösung mit Mikrogasbläschen, die insoweit völlig ungefährlich sind, als ihre Größe geringer ist als z. B. der Durchmesser der roten Blutkörperchen. Das Kontrastmittel mit Mikrogasbläschen (Echovist®) oder eine „agitierte" Gelatinelösung (Gelifun-dol®) wird in die Ellenbeugenvene injiziert. Das „markierte" Blut gelangt zum rechten Vorhof und von dort bei offenem Foramen ovale direkt in den linken Vorhof, in die linke Kammer und weiter in die Hals- und Hirngefäße. Mit Hilfe der Farbdopplersonographie kann dann der Einstrom der Mi-krogasbläschen („Microbubbles") und sogar deren Anzahl über den Gefäßen an der Gehirnbasis gemessen werden (Farb-abbildung 11). Die „Microbubbles" sind auch akustisch mit einem eigentümlichen metallischen Klirren über Herz oder Gefäßen zu „hören". Mit einem Herzkatheterverfahren ist die Verschließung des offenen Foramen ovale durch die Entfaltung einer „regenschirmförmigen" Zwischenwand möglich.

Eine *septisch-embolische Herdenzephalitis* kann bei Herzklappeninfektionen mit Auflagerung von infektiösem thrombotischen Material auf den Herzklappen entstehen. Viele „Mikroembolien" werden in Gefäßendverzweigungen des Gehirns eingeschwemmt, so daß eine besondere Form einer entzündlichen Gehirnerkrankung eintritt. Diese früher häufige Herz-Hirn-Erkrankung ist seltener und zugleich anders geworden. Die Herzklappenentzündung tritt jetzt eher beim älteren Menschen und durch andere Erreger (Staphylococcus aureus) auf. Durch die verschlechterte Abwehrlage beim alten Menschen ist der Krankheitsverlauf noch dramatischer.

Diffuse Hirnschädigungen bei Herzerkrankungen spiegeln indirekt die Schwere des Pumpversagens des Herzens wider und reichen von intellektuellen Leistungsminderungen bis hin zu schwersten neurologischen Behinderungen. Der Herztod bedingt (ohne Gegenmaßnahmen) auch den raschen Hirntod – wogegen der Hirntod noch keineswegs den Herztod bedingt.

Herz und psychiatrische Erkrankungen

Psychischen Erkrankungen liegen besonders komplexe, noch wenig verstandene Störungen des zentralen Nervensystems und seiner neurogenen und neuroendokrinen (hormonellen) Wechselwirkungen mit den übrigen Organsystemen zugrunde. Besonders bei den Emotionsstörungen (Angst- und Depressionskrankheiten) spielt dabei das körperliche Beschwerdebild auch im Erleben des Patienten eine ganz wesentliche Rolle. Herzbeschwerden sind dabei weitaus vorherrschend. In der ärztlichen Praxis machen Patienten mit Herzmißempfindungen „ohne erklärbaren Herzbefund" einen nicht geringen Anteil der Klientel aus. Zu den Ursachen dieser „Herzfokussierung" gibt es nur wenige Kenntnisse, dafür um so mehr „psychogene" Interpretationen.

Die *Herzphobie* ist ein anfallsweise auftretendes Herzangst-syndrom mit vielfältigen anderweitigen Beeinträchtigungen. Die Erkrankung ist zugleich ein charakteristisches Beispiel der komplexen Wechselwirkungen zwischen Herz und Gehirn, Herzmißempfindung und Emotionsstörung. Die Herzphobie wird heute als ein „Subtyp der Panikstörung", somit als eine primäre Angsterkrankung eingeordnet. Die meisten Patienten konsultieren aber wegen ihrer Herzbeschwerden den Allge-meinarzt oder Internisten, und bemerkenswerterweise hat das Krankheitsbild auch eine bis ins vorige Jahrhundert zurück-reichende kardiologische wie auch psychiatrische Tradition (da Costa 1871, Freud 1894). Es wurde daher abwechselnd aus vorwiegend kardiologischer, psychiatrischer oder rein psychoanalytischer Perspektive beurteilt.

Die akute Herzphobie ist durch plötzlich einsetzende *Herz-angstanfälle,* der Langzeitverlauf durch *Angstvermeidung und Angstchronifizierung* charakterisiert. Es besteht somit in der Tat eine starke Analogie zu Panikattacken und Agoraphobie. Legt man ein gemeinsames Krankheitsbild zugrunde, erleidet immerhin etwa jeder vierte bis dritte Patient diese herzzen-trierte Form der Angstattacken.

Der *Herzangstanfall* tritt rasch oder unvermittelt, meist oh-ne erkennbare Belastungssituation, nicht selten sogar aus Ru-he- oder Entspannungsbedingungen heraus auf. Leitsymptome sind Herzbeschwerden und herzzentrierte Angst. Der Patient empfindet den Herzschlag als auffälliges Pochen (Palpitatio-nen). Unregelmäßigkeiten (Extrasystolen) werden als Stolpern, Poltern, Rumpeln und Aussetzen des Herzens erlebt. Die Herz-frequenz ist deutlich, aber nicht exzessiv erhöht, allenfalls bis 120 bis 130 Schläge/min, sehr selten höher. Die kompensato-rische Pause der Extrasystolen wird oft mit der Befürchtung des Herzstillstandes verbunden. Daneben kommen Herz-mißempfindungen wie messerstichartige oder neuralgische Schmerzen, Drücken, Brennen, Hitzegefühl an der Herzspitze und an der linken Brustseite hinzu. Die Herzbeschwerden sind mit heftiger Angst verbunden. Der Patient ist überzeugt, im Anfall zu sterben. Auch andere vegetative Symptome, die als

Kriterien einer Panikattacke gelten, wie Atemnot, Schweißausbruch, Muskelschwäche oder auch Derealisation und Depersonalisation, kommen vor (vgl. Strian 1998, Angst und Angstkrankheiten, C.H.Beck Wissen Bd. 2007). Die Dauer des Anfalls beträgt zwischen wenigen Minuten bis zu etwa einer halben Stunde.

Im Krankheitsverlauf kommt es meist zu einem „agoraphobieähnlichen" Vermeidungsverhalten, das sich um den Vertrauensverlust in die automatische Herzfunktion gruppiert. Die Patienten „horchen in sich hinein", entwickeln ein abnormes, angstbesetztes Herzbewußtsein, möchten sich ständiger Hilfe durch den Arzt vergewissern, kennen Adressen und Telefonnummern der umliegenden Arztpraxen, halten die Notarztnummer bereit. Beim Arzt selbst oder während medizinischer Untersuchung (z.B. während eines 24-Stunden-EKG) bleiben sie dann häufig völlig beschwerdefrei. Zu Hause entwickeln die Patienten oft einen auf Meidung, Schonung und Rückzug bedachten Lebensstil und ein „sanatoriumsartiges, phobisches Lebensklima". Die Rücksichtnahme von Partner und Angehörigen stellt für den Patienten zwar eine starke Entlastung dar, wirkt aber zugleich krankheitsverstärkend, da der Patient der Angst gewissermaßen immer mehr aus dem Wege geht und sich um so weniger mit ihr auseinandersetzen kann. Die Erkrankung beginnt meist im frühen Erwachsenenalter. Auffallend ist das häufige Auftreten der ersten Herzangstattacke (im Gegensatz zu den weiteren Anfällen) nach körperlichen, seltener auch psychischen Belastungen wie z.B. sportliche Extrembelastungen, Strapazen, Infektionskrankheiten, Kaffee- und Nikotinabusus oder „life events" wie Trennungsereignissen und Todesfällen in der Familie. Trennungssituationen werden auch als psychodynamische Ursache, als Ausdruck eines gestörten „Urvertrauens" der Herzphobie gewertet. Die Verantwortung wird dabei einer überbesorgten, beherrschenden Mutter, die oft selbst unter einer Herzphobie leiden soll, zugewiesen: „Was früher die Mutter übelgenommen hatte, nimmt jetzt das Herz übel" (Richter u. Beckmann 1969). Der langfristige Verlauf der Herzphobie stellt ebenfalls ein Pendant zu Panikstörung und nachfolgender Agoraphobie dar, mit wechselnder, insgesamt aber chronifizierender Beschwerdeentwicklung. Die nicht behandelte Herzphobie stellt dann oft eine lebenslange und zuweilen fast ebenso schwer beeinträchtigende Krankheit dar wie chronische körperliche Leiden. Im Alter kommt es zu Beschwerdemilderung. Ein Neuauftreten der Herzphobie jenseits des 60. Lebensjahres kommt praktisch nicht mehr vor.

Das *Mitralklappenprolaps-Syndrom (MKPS),* das mit gehäuften, nach Lown-Graden auch stärker ausgeprägten Arrhythmien verbunden ist, wurde lange Zeit als eine Art „Modellkrankheit" für die Entstehung von Herzangst diskutiert. Die Vorstellung war dabei, daß die gehäuften Arrhythmien bei MKPS im Laufe der Zeit subjektiv immer häufiger und deutlicher wahrgenommen würden und sich daraus eine zunehmende Aufmerksamkeitsfixierung auf die Herzaktion, eine abnorme Herzbewußtheit, entwickle. Diese ängstliche, innengerichtete Aufmerksamkeitsfixierung auf das Herz führe damit zu einem Circulus vitiosus zwischen Arrhythmiewahrnehmung und angstbesetzter „Herzfokussierung" und schließlich zur Herzphobie. Das ängstliche Schon- und Rückzugsverhalten lasse sich dann als eine Angstvermeidungsstrategie, ähnlich der Agoraphobie nach Panikattacken, erklären. Inzwischen ist deutlich geworden, daß bei dem häufigen Vorkommen von MKP auch Herzphobien zu beobachten sind, allerdings nicht mit überzufälliger Häufigkeit. Das MKPS ist zumindest insoweit kein Modell für die Entwicklung einer Herzphobie aus einer abnormen Arrhythmiebewertung.

Herzbeschwerden bei Depressionen sind fast ebenso obligat wie bei Angstzuständen. Sie sind Teil des körperlichen Beschwerdebildes, scheinen aber auch depressive Befürchtungen um das „Lebenssymbol Herz" widerzuspiegeln. Bei Major Depression schlägt die Herzbesorgtheit in die oft wahnhafte depressive Gewißheit um: Es ist nicht mehr der rasch beiseite geschobene Gedanke, das Herz könnte gefährdet sein, sondern die depressive Realität, das Herz *ist* krank.

Über die Wechselwirkungen von Depression und Herzstörungen ist nur wenig bekannt. Depressive Verstimmungszustände nach Myokardinfarkt sind häufig. Bei etwa jedem fünften Patienten handelt es sich dabei um die schwerwiegende Form einer Major Depression. Viele der Patienten hatten schon vor dem Infarkt depressive Episoden. Das Auftreten der Depression nach Myokardinfarkt scheint auch prognostisch ungünstig zu sein. Bei Myokardinfarktpatienten mit Major Depression sind Herzrhythmusstörungen und plötzlicher Herztod deutlich häufiger als bei Infarktpatienten ohne Depression. Umgekehrt scheinen auch Patienten mit (primärer) Major Depression eine gegenüber der Durchschnittsbevölkerung langfristig erhöhte Sterblichkeitsrate aufzuweisen, die vorwiegend durch eine koronare Herzkrankheit zustande kommt. Das erhöhte Koronarrisiko scheint vor allem bei unbehandelten depressiven Patienten zu bestehen. Eine antidepressive Behandlung (Antidepressiva oder Heilkrampfbehandlung) senkt kardiovaskuläre Komplikationen und Sterblichkeitsrate. Entsprechend hatte eine Studie vor der Ära der Antidepressiva eine besonders hohe Moralitätsrate angetroffen.

Als gemeinsame pathophysiologische Mechanismen kommen vor allem autonome und neuroendokrin-immunologische Regulationsstörungen in Frage. Bei Patienten mit koronarer Herzkrankheit können infolge der erniedrigten Fibrillationsschwelle auch extrakardiale, im weitesten Sinne psychische Einflüsse zu bedrohlichen Rhythmusstörungen oder sogar zum plötzlichen Herztod führen (vgl. Kapitel III.2). Eine eingeschränkte Herzfrequenzvariabilität findet sich bei Patienten nach Infarkt, aber auch mit Major Depression. Bei Major Depression gilt heute außerdem die abnorme Aktivierung von Streßhormonachse (Hypophysen-Hypothalamus-Nebennierenrinden-Achse) und Sympathikus als gesichert. Über eine abnorme HPA-Achsenaktivierung wurde auch beim akuten Myokardinfarkt berichtet. Darüber hinaus wird eine Störung von Streßhormonachse und Immunreaktionen (z. B. Interleukine) als möglicher Faktor in der Entwicklung der arteriosklerotischen Gefäßwandveränderungen bei KHK diskutiert.

Nicht abschließend zu beantworten ist die Frage nach geeigneten Behandlungsstrategien. Während die trizyklischen Antidepressiva zumindest beim herzgesunden depressiven Patienten normalerweise keine Rhythmusstörungen provozieren, kommen nach neusten Vergleichsstudien bei Depresssion nach Myokardinfarkt eher selektive Serotonin-Wiederaufnahme-hemmer in Frage.

Herzbeschwerden bei anderen psychischen Störungen sind zumeist weniger umrissen, obschon teilweise nicht weniger beeinträchtigend. Gegenüber der Herzphobie als expliziter und anfallsweise auftretender Angststörung kommen weniger umschriebene herzzentrierte Beschwerden bei den sog. somatoformen Störungen vor. Bei Hypochondrie dominiert dabei die übertriebene Besorgtheit wegen einer möglichen Organerkrankung (nur eines oder zweier Organsysteme), bei Somatisierungsstörung die Vorstellung einer tatsächlichen Erkrankung (meist zahlreicher und wechselnder Organe). Bei Herzfokussierung wird im ersten Fall von Herzhypochrondrie, im zweiten Fall von Herzneurose gesprochen. Die hypochondrischen Befürchtungen beinhalten vor allem die Vorstellung, an einer schweren Herzerkrankung (drohender Herzinfarkt, Herzstillstand, Herzversagen, Kreislaufkollaps) zu leiden. Bei Somatisationsstörung knüpft das Beschwerdebild nicht selten an tatsächliche, aber keineswegs bedeutsame Herzfunktionsstörungen an und ist mit kardiologisch nicht begründbaren Mißempfindungen wie Brennen, Schweregefühl und atypischen Brustschmerzen verbunden. Bei beiden Störungen resultiert die Krankheitsbeeinträchtigung vor allem aus dem sekundären Krankheits- und Schonverhalten, in das der Patient (ähnlich wie bei der Herzphobie) die Umgebung mit einbezieht und die er nicht selten auch manipuliert. Der zuweilen schon wahnhaft wirkende Widerstand der Patienten gegen die primär psychiatrische Diagnose erschwert die Behandlung.

Dies gilt in besonderer Weise auch für die körperlichen Halluzinationen und sog. *Coenästhesien bei schizophrenen Erkrankungen*. Diese Form der wahnhaften körperlichen Mißempfindungen gilt neben den akustischen Halluzinationen („Stimmen hören") als Verdachtsmoment für eine Schizophrenie, kommt allerdings auch bei hirnorganischen Psychosen vor. Die oft skurrilen oder grotesken, auch für die Umgebung meist nicht nachvollziehbaren Herzbeschwerden wechseln dabei rasch mit anderen Organmißempfindungen und sind oft eng mit komplexen Wahnvorstellungen verbunden (etwa, daß die Herzfunktion von außen gesteuert wird). Während bei den „neurotischen Herzbeschwerden" der Ausschluß einer Herzerkrankung oft zu einem unangemessen hohen diagnostischen Aufwand führt, lassen sich die Coenästhesien im Kontext der wahnhaften Erkrankung meist ohne kardiologische Diagnostik zuordnen.

Die Vielzahl anderer psychiatrischer, neurologischer, aber auch internistischer Grunderkrankungen (z. B. bei endokrinen und metabolischen Störungen) und die dadurch bedingten Gehirn-Herz-Wechselwirkungen überschreiten den Rahmen dieser Übersicht, sie gewinnen in Klinik und Forschung aber in den letzten Jahren zunehmende Beachtung, teilweise bereits mit therapeutischen Umsetzungen und Erfolgen.

IV. Ein neurokardiologischer Ausblick

Das Gehirn kann nicht ohne das Herz, das Herz allerdings ohne das Gehirn existieren. Wann immer jedoch Gehirn oder Herz vom Informationsfluß zur Außen- und Innenwelt abgeschnitten ist, sind diese Organe trotz erhaltener Funktion auch „vom Leben abgeschnitten". Die Realität läßt solche Extremzustände tatsächlich vorkommen – sei es als das explantierte Herz (das vielleicht in einen neuen Lebensstrom eingepflanzt wird) oder als das „deprivierte" Gehirn beim sog. *Locked-in-Syndrom*, das gewissermaßen noch im Nährstrom des Körpers liegt, aber nicht mehr in einen spontanen Dialog mit der Umwelt treten kann. Es ist ein „in sich eingeschlossenes Sein" (Einhäupl, 1990). Diese Extremzustände (mit denen umzugehen traditionelle Denkmodelle so gut wie keine Hilfe bieten) zeigen aber besonders drastisch, wie gerade diese beiden Organe „das Leben selbst" repräsentieren. An der Grenze zur (dauerhaften) Kunstherz- und zur Xenotransplantation scheint daher eine Überlegung zum Herzen als Lebenssymbol angemessen und ein *Blick zurück* in den Jahrtausende alten Herzmythos sowie ein *Blick voraus* auf die modernen Erkenntnisse über Herz und Gehirn und auf das, was sie für die psychosomatische Existenz des Menschen bedeuten könnten, lohnend – obschon die Einsicht nach wie vor ernüchternd und noch immer rätselhaft sein mag.

Blick zurück: Herzsymbol und Herzmythos
An der Schnittstelle zur Auflösung des Herzmythos, im Beginn einer medizinischen Sicht, steht möglicherweise das Gemälde „Die Erschaffung des Adam" von Michelangelo in der Sixtinischen Kapelle, in dem sich mittelalterliches und neuzeitliches Weltbild begegnen. Nur wenige Menschen besaßen damals Kenntnis über Lage und Struktur innerer Organe, obschon an der Universität Padua seit Anfang des 15. Jahrhunderts Sektionen vorgenommen wurden. Sogar Krankheitsberichte mit Autopsieprotokollen waren erstellt, jedoch unter

Verschluß gehalten worden. Michelangelo (ebenso wie Leonardo da Vinci) hatten selbst Sektionen durchgeführt und verfügten über detaillierte Anatomiekenntnisse. Es wurde daher die kühne Assoziation gehegt, daß diese Darstellung der Beseelung des Menschen durch den Geist Gottes nicht nur eine Art „psycho-somatisches Urbild" darstelle, sondern die Umrisse Gottes sogar eine Gehirnform, die Umrisse Adams und der zugeordneten Nachbarfigur die Vier-Kammer-Struktur des Herzens widerspiegelten. Auch wenn das alles falsch ist, wäre es doch ein Sinnbild für den geistigen Umbruch jener Zeit, und Michelangelo hätte in der Tat allen Grund gehabt, sein Weltbild gegenüber den kirchlichen Autoritäten verborgen zu halten oder allenfalls in einem phantastischen Code der Nachwelt zu übermitteln. Es dauerte aber noch mehr als ein weiteres Jahrhundert, bis dem Herzmythos durch die Arbeit von Harvey (1642) der Boden entzogen wurde. Aber auch bei Harvey irritiert, daß er trotz des genialen Wurfes – auch wenn er sich auf Vorarbeiten anderer stützen konnte – das periphere Glied eines geschlossenen Kreislaufsystems nicht zu Ende führte. Vielleicht war auch er sich über die Rezeption seiner Gedanken nicht so sicher.

Läßt man den Blick noch weiter über Geschichte und Kontinente schweifen, so erweist sich der Herzmythos – zusammen mit dem Sonnenmythos – allerdings als fast ubiquitär und angesichts des Erklärungsbedürfnisses für die rätselhaften Lebens- und Naturphänomene wohl auch als notwendige und hilfreiche Lebensstrategie. Die Ursprünge des Herzmythos sind in Mesopotamien, Ägypten, Judäa, im alten China anzutreffen. Aber schon die frühesten Herzsymbole scheinen mehr als die einfache Beobachtung zu beinhalten, daß für die Selbstwahrnehmung eben der Herzschlag und für die Außenwahrnehmung die Sonne das lebensspendende Element ist. Historiker sehen im Herzsymbol das Lebensgrün des Efeublattes, die Gesichtskontur zwischen Augenbrauen und Kinn, also das menschliche Antlitz selbst, aber auch die androgyne Doppelnatur des Menschen (gespaltene obere und spitze untere Kontur) und Analogien zum Yin-Yang-Zeichen, in dem sich die

Dichotomien des Lebens mit Oben-Unten, Gut-Böse usw. widerspiegeln. Das Symbol eignet sich somit wie kein anderes, die Zwiespältigkeit des Menschen, Unbegreifliches und Rätselhaftes benennen zu können. Nicht verwunderlich auch, daß der Mythos von Beginn an soziale und metaphysische Dimensionen hatte und zugleich die Legitimation für ritualisierte Unmenschlichkeit lieferte. Die freundlichen und gefährlichen Emotionen der Götter wandeln sich im Laufe der Frühgeschichte dann zu den Herz- und Horrorgeschichten der herrschenden Familien. Das Herz schafft und rechtfertigt alle Emotionen. Im altbabylonischen Gilgamesch-Epos tötet Gilgamesch den Himmelsstier, schneidet ihm das Herz heraus und opfert es dem Sonnengott. Bei den alten Ägyptern wird das Herz im Totengericht gewogen. Solange das Herz und die übrigen inneren Organe bei der Einbalsamierung noch nicht konserviert werden konnten und aus dem Körper entfernt werden mußten, wurde dem Toten deswegen ein Herzersatz implantiert, der Herz-Skarabäus in Form des Skarabäus oder des Herzens. Die Herzmystik war eng verknüpft mit der Sonnenmystik. Der Skarabäuskäfer wurde als Sonnentier verehrt. Die Verknüpfung von Herz- und Sonnenmystik war auch die Grundlage des aztekischen Herzopfers, bei dem Kriegsgefangenen auf den Tempelpyramiden das Herz bei lebendem Körper herausgeschnitten und verspeist worden sein soll. Das Herzverzehren kennt auch die griechische Göttersage, bei der Vater Zeus das Herz von Dionysos aufißt, um ihm mit Hilfe der Mondgöttin Semele neues Leben zu schenken. Die germanischen Krieger entnahmen den toten Feinden das Herz, weil seine Betrachtung ihnen Kraft verlieh. Diese Seite des Herzmythos machte auch die Hexen im Mittelalter zu „Herzensfresserinnen".

Vermutlich hat in den meisten Kulturen aber doch das freundliche Gesicht des Herzmythos überwogen. Seine ungebrochene Aktualität wäre sonst schwerlich erklärbar. In der abendländischen Tradition wird die antike Herzlandschaft über Augustin, Thomas von Aquin bis zu den „Herzdenkern" wie Blaise Pascal, Jean Jacques Rousseau oder zu den Herzmystikern wie Margareta Maria Alacoque oder Angelus Silesius und Jakob Böhme fortgeführt. Auch für die Dichter blieb das Herz bis in die neueste Zeit die sprudelnde Quelle nahezu aller Emotionen, „gleichsam das Sammelbecken aller sinnlichen Triebe und aller idealistischen Bestrebungen ... das Herz, das war der Ausdruck für alles Unbegreifliche, für alles Unfaßbare" (Reich-Ranicki). Als der Herzmythos schon etwas Glanz verloren hatte, erschien noch der bemerkenswerte Titel: „Forschungsreise ins Herz der deutschen Arbeiterklasse" (Stefan Heym). Und es ist vielleicht kein Zufall, daß fast im gleichen Jahr das Herz einer Kaisertochter, wie bei den Habsburgern üblich, noch getrennt vom Körper beerdigt wurde. Ein Abgesang auf die Herzsymbolik stammt von Alfred Polgar: „Wirklich schlimm ist es erst dann um ein Herz bestellt, wenn nicht mehr in Vergleichen und Bildern von ihm gesprochen wird, wenn die Metaphern sich von ihm zurückziehen ... Wenn von seinen Bewegungen auch die kühnen und großartigen unerheblich geworden sind und nur noch die meßbaren, die rein mechanischen etwas bedeuten, wenn es auf seine Melodien gar nicht mehr ankommt, nur noch auf den nackten Rhythmus. In solcher Stunde ist wenig Poesie mehr um das arme Ding, dann wird furchtbar gleichgültig, wofür es schlägt, wenn es nur schlägt."

Blick nach vorn: Das Herz als zweites Gehirn
Das Verständnis der Herzfunktion und ihrer Einbindung in die neuronalen Netzwerke des Gehirns ist für psychosomatische Zugänge vielleicht nicht weniger neu als Harveys Kreislaufmodell zu seiner Zeit. Auch heute fehlen uns noch viele Details für ein neues Bild des Herzens, aber seine Umrisse sind bereits erkennbar. Diese Fragen werden zudem noch drängender durch die sich schon abzeichnenden Änderungen im Bereich der Biotechnologie des Herzens, von Kunstherz und Xenotransplantation. Merkwürdigerweise befinden wir uns in einer geradezu ähnlichen Situation wie Harvey, der die letzte Lücke im geschlossenen Kreislaufsystem von der Peripherie her nicht zu schließen vermochte, wogegen es uns heute noch

nicht gelingt, das Herz-Gehirn-Modell von seinen zentralnervösen Funktionsgliedern her zu vervollständigen. Zwar bestehen gute Kenntnisse über die Herz- und Kreislaufreflexe mit ihren Regelzentren in Rückenmark, Hirnstamm und Hypothalamus, noch wenig verstanden aber ist die Einbindung der Herzfunktion in psychische Funktionen wie Emotion, Befinden, Vorstellung und Denken. Dabei scheint auch der apriorische Begriff des „Bewußtseins" eher hinderlich, da mit ihm beispielsweise die Vorstellung verknüpft wird, daß Wahrnehmungen in der Außenwelt bewußt, Wahrnehmungen aus dem Organismus selbst nur vorbewußt erfolgen würden. Schon die Alltagserfahrung zeigt aber, daß tatsächlich nur ein geringer Bruchteil der Sinneserfahrungen konkretisiert wird, umgekehrt Körperwahrnehmungen ebenso rasch ins Bewußtsein treten wie Wahrnehmungen der Außenwelt, sofern sie mit einer gewissen Aktivierung oder mit jeder Art von Bedrohung oder Schmerz verbunden sind. Diese Voreingenommenheit ist möglicherweise auch der Grund dafür, daß als oberste hierarchische Ebene für Herz- und andere Organwahrnehmungen üblicherweise tiefe Hirnstrukturen (z. B. Hypothalamus), aber nicht, wie für alle anderen Wahrnehmungsfunktionen, die Hirnrinde angenommen wird. Ein solcher „Neglect" der Hirnrinde für körperinterne Funktionen ist aber schon aufgrund des modernen Verständnisses über die Funktion neuronaler Netzwerke kaum vorstellbar.

Neueste Ergebnisse (allerdings vorwiegend tierexperimenteller Art) bestätigen nun zunehmend die Repräsentation nicht nur der Außenwelt, sondern auch der Organe in bestimmten Wahrnehmungsregionen der Hirnrinde (vgl. Kapitel I.4). Dabei finden sich viele Struktur- und Funktionsmerkmale, wie sie in den Sinnessystemen für die Außenweltwahrnehmung anzutreffen sind, wie etwa die genaue Anordnung (Topographie) der Herzbahnen von der Eintrittsebene im Rückenmark bis zur Hirnrinde. Dabei wird ein ähnlicher Dualismus der Bahnsysteme wie bei Vagus und Sympathikus eingehalten, und zudem scheint in der Hirnrinde ein „Herzbild", vergleichbar dem bekannten „sensiblen Homunkulus", vorzuliegen (vgl. Farbabbildung 6 rechts). Eine scharfe Trennung im dualen Herzwahrnehmungssystem für normale und schmerzhafte Herzempfindungen dürfte aber nicht bestehen.

Die Welt im Kopf, die Welt im Herz

Die jüngsten Kenntnisse über das neuronale Abbild von Herzfunktionen in der Hirnrinde legen nahe, daß Herzsignale (und andere Organwahrnehmungen) in ähnlicher Weise verarbeitet werden wie die Wahrnehmungen aus der Außenwelt. Daraus kann man vermuten, daß Herz- und andere Organwahrnehmungen in vergleichbarer Weise wie Außenweltwahrnehmungen in den Bewußtseinsstrom aufgenommen werden und möglicherweise sogar ähnlichen Verarbeitungsmechanismen unterliegen. Für diesen Informationsstrom spielen zwei übergeordnete Netzwerke („Integrationsschleifen") eine wichtige Rolle, nämlich jene zwischen den Wahrnehmungsfeldern der Hirnrinde und dem mediobasalen Schläfenlappen (MTL) einerseits und dem medioorbitalen Frontallappen (OMPFC) andererseits.

Hippokampus („Seepferdchenstruktur") und *Mandelkern,* die beiden wichtigsten MTL-Strukturen, haben Zugriff zu aktuellen und gespeicherten Informationen der Hirnrinde und tragen daher zum raschen Erkennen von wichtigen und bedrohlichen Informationen bei. Der Mandelkern löst außerdem emotionale Reaktionen, Angst und vegetative Komponenten aus (wie z. B. die bekannte Herzschlagbeschleunigung bei Erschrecken; vgl. Kapitel III.5 und Abb. 18, 19). Angstreaktionen bei bedrohlichen Wahrnehmungen oder Vorstellungen zeigen die engen Wechselwirkungen zwischen Herzfunktionen, Alltags- und Streßbelastungen und psychischen Vorgängen.

In den *orbitomedialen Frontallappen* (OMPFC) münden weitere übergeordnete Informationsschleifen und Herz- und Organrepräsentationen (Abb. 20). Mit OMPFC scheint sich somit ein Regelkreis zu schließen, in den alle anderen Informationsschleifen einmünden. Es wird daher diskutiert, daß es gerade die orbitofrontalen Hirnstrukturen sind, die letztlich allen Wahrnehmungen und Vorstellungen (durch die Verknüp-

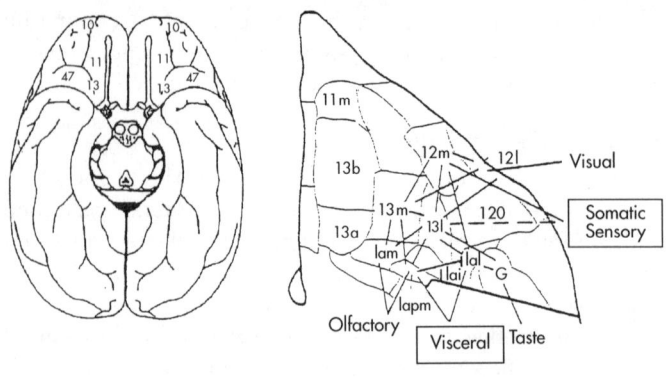

Abb. 20: Lage des orbitomedialen Frontallappens.
Links Gehirnbasis des Menschen mit Brodmann-Numerierung,
rechts Eingang und Verschaltung somatosensorischer und viszeraler
Funktionen beim Primaten (aus Price et al. 1996).

fung mit den körperlichen Empfindungsqualitäten) ihre subjektive Bedeutung geben und somit die eigentliche Grundlage
für subjektives Befinden, Selbstwahrnehmung und Emotionalität sind. Damasio (1995) geht bei der „somatischen Marker-
hypothese" davon aus, daß die präfrontale Hirnrinde den
Umweltsituationen die früher erfahrene emotionale Befindlichkeit zuordnet, aus dem früheren Erleben gewissermaßen
das „dazu passende" körperliche Befindlichkeitsmuster aus-
wählt. Fehlen solche Verknüpfungen, so verliert das Verhalten
seine subjektive Note und die aktuelle Situation ihren Ent-
scheidungszwang. Bei Patienten mit Orbitalhirnverletzungen
fehlen dementsprechend dem Verhalten sein subjektiver
Grund und seine individuelle Zielsetzung.

Als *Bewußtsein* oder *Selbstbewußtheit* wird häufig die Ge-
samtheit der Wahrnehmungs-, Kognitions- und Emotionspro-
zesse verstanden. Alle Wahrnehmungen erfahren danach eine
sequentielle Verarbeitung in einem vorgegebenen Zeittakt (der
sich in einem Raster zwischen 30 und 3000 msec zu bewegen
scheint; Abb. 21). Die fortlaufende Verknüpfung der Außen-
weltsituation mit der internen Befindlichkeit läßt sich dabei
als oberste Verarbeitungsstufe der mehrfach genannten psycho-

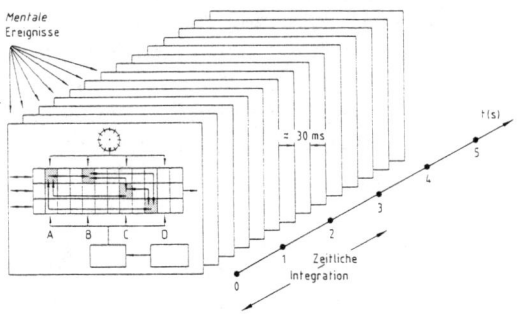

Abb. 21: Zeitliche Integration der jeweils ermittelten
Wahrnehmungsmuster („mentale Ereignisse") im neuronalen Zeittakt
(aus Pöppel 1989).

somatischen Konvergenz verstehen. Bewußtheit und Vorbe-
wußtheit sind dabei keine unvereinbaren Polarisierungen, sondern eher Ausdruck eines ständigen „Surfens" zwischen den
unterschiedlichen Zuständen des Wahrnehmens, Bewußtwer-
dens, Beachtens und Vergessens. Die Innenwahrnehmung ist
dabei nicht weniger präsent als die Außenwahrnehmung und
läßt sich – bei Bedrohung und Krankheitsprozessen – ebenso
schnell fokussieren wie Sinneswahrnehmung.

Es ist schwer zu sagen, welche Konsequenzen das neue Bild
des Herzens für das noch immer vom alten Herzmythos geprägte Herzverständnis hat. Das Fortbestehen des Herzmythos wird dabei sichtbar in den schier zahllosen Herzmeta-
phern, leider auch in manchen für die betroffenen Patienten
oft fatalen Sichtweisen. Das Herz ist zwar nicht mehr der Ort
der Emotion, aber es bleibt doch der Ort, an dem wir die
Emotionen am unmittelbarsten wahrnehmen.

Bemerkenswerterweise haben seit den ersten Erfolgen der
Herztransplantation beim Menschen zwar viele Studien die
oft ausgezeichnete Lebensqualität und die zunehmend lange
Lebenszeit der Patienten untersucht, aber es ist kaum etwas
bekannt über die transplantationsbedingten Änderungen der
subjektiven Empfindungen der Patienten, denen ja immerhin
eine zentrale Rückmeldung der Emotionalität fehlt. Beim Dia-

115

betes mellitus fand sich diesbezüglich die bemerkenswerte Beobachtung, daß Patienten mit Herznervenstörungen (kardiale Diabetesneuropathie) deutlich geringere emotionale Beeinträchtigungen und weniger depressive Reaktionen aufwiesen als Diabetiker ohne Neuropathie. Paradoxerweise waren also Patienten mit schwerwiegenden diabetischen Folgeschäden subjektiv weniger beeinträchtigt, wenn gleichzeitig nervenbedingte Rückmeldungsstörungen zum Gehirn vorlagen. Patienten ohne diese Nervenkomplikationen – die also objektiv „weniger krank" erschienen – klagten demgegenüber weitaus mehr Beschwerden und psychische Beeinträchtigungen (z. B. Angst vor möglichen diabetischen Folgeschäden). In Hinblick auf herztransplantierte Patienten muß man dazu allerdings bemerken, daß die Herznervendurchtrennung weder die Gefäß- noch die Hormonreaktionen unterbindet und, wie oben erwähnt, sogar eine gewisse Nervenneubildung (Reinnervation) wahrscheinlich ist. Was ein künftiges, dauerhaftes Kunstherz für die Persönlichkeitsstruktur eines Patienten bedeutet, läßt sich daher heute nicht beurteilen. Auch bei den Patienten mit Herztransplantation hat sich aber eindeutig bestätigt, daß eine gute soziale Integration des Patienten vor und nach der Operation den Heilungsverlauf begünstigt und Komplikationen zwar keineswegs ausschließt, aber doch weniger wahrscheinlich macht. Letztlich hat auch die Herztransplantation beim Menschen die hohe neuronale Plastizität, die Anpassungsfähigkeit der neuronalen Netzwerke und ihre Wechselwirkung zwischen Herz und Gehirn bestätigt. Es ist nicht unrealistisch zu spekulieren, daß der Kenntniszuwachs dieser psychokardialen Vorgänge sogar neue Therapiestrategien ermöglichen kann. Als vergleichbares Beispiel in der Medizin läßt sich hier auf die neuronalen Änderungen beim sog. Telescoping nach Extremitätenamputationen hinweisen (vgl. Strian 1997, Schmerz, C. H. Beck Wissen Bd. 2036). Auch dort scheint die Klärung der neurophysiologischen Mechanismen neue Behandlungsstrategien zu eröffnen, während apriorische Antworten dem Patienten letztlich niemals weiterhelfen.

Ein „neues Herzbild" könnte uns schließlich auch zu einer herzfreundlichen Lebensweise motivieren, mit der wir z.B. das Koronarrisiko in Deutschland in ähnlicher Weise herunterschrauben sollten, wie in den USA bereits erfolgt. Eine bessere Innenwahrnehmung könnte dabei hilfreich sein. Und schließlich, im Wissen um das neue Herzbild, hindert uns auch nichts, die freundlichen Aspekte des alten Herzmythos zu bewahren oder gar zu pflegen, die wir heute vielleicht mit Begriffen wie positive Emotion, Empathie oder soziales Gewissen übersetzen würden.

Danksagung

Die Förderung einer Arbeitsgruppe Neurokardiologische Forschung durch den Direktor der Klinik des Max-Planck-Instituts für Psychiatrie München, Herrn Prof. Dr. Dr. F. Holsboer, hat die vorliegende interdisziplinäre Darstellung ermöglicht. Für kritische Textdurchsicht und Mithilfe bei der Bildauswahl möchte ich besonders dem Herzchirurgen, Akademischer Rat Dr. P. Überfuhr, Klinikum Großhadern der Universität München, und den Kardiologen Dr. D. Kronski und Dr. M. Engel, Städtisches Krankenhaus München Schwabing bzw. Bogenhausen, danken. Herr Dr. H. Backmund. Max-Plack-Institut für Psychiatrie, hat zum Kapitel Bildgebung und zur interdisziplinären Diskussion beigetragen. Auch dieser Band wäre nicht ohne den bewährten redaktionellen Einsatz von Frau C. Federkiel und die bibliographische Hilfe von Frau A. Kaufmann und Frau R. Heese zustande gekommen.

Literatur

1. Kardiologische Bücher

Braunwald, E. (1997): Heart disease. Saunders, Philadelphia/London/Toronto

Csapo, G. (1984): Konventionelle und intrakardiale Elektrokardiographie. CIBA-GEIGY, Wehr/Baden

Erdmann, E./Riecker, G. (1996): Klinische Kardiologie. Springer, Berlin/Heidelberg/New York

Stierle, U./Niederstadt, C. (1996): Klinikleitfaden Kardiologie. Fischer, Lübeck/Stuttgart/Jena/Ulm

Werdan, K./Trappe, H.-J./Zerkowski, H.-R. (1998): Das Herzbuch. Urban & Schwarzenberg, München/Wien/Baltimore

2. Quellennachweise zu Abbildungen und Text

Antoni, H. (1995a): Mechanik der Herzaktion. In: Schmidt, R.F./Thews, G. (Hrsg.): Physiologie des Menschen. Springer, Berlin/Heidelberg/New York

Antoni, H. (1995b): Erregungsphysiologie des Herzens. In: Schmidt, R.F./Thews, G. (Hrsg.): Physiologie des Menschen. Springer, Berlin/Heidelberg/New York

Betz, E.L. (1991): Das Herz. In: Herz- und Blutkreislauf. Spektrum der Wissenschaft, Verlagsgesellschaft NBH, Heidelberg

Cechetto D.F./Saper, C.B. (1987): Evidence for a viscero-topic sensory representation in the cortex and thalamus in the rat. J. Comp. Neurol. 262: 27–45

Cechetto, D.F./Saper, C.B. (1990): Role of the cerebral cortex in autonomic function. In: Loewy, A.D./Spyer, K.M. (eds.) Central regulation of autonomic functions. Oxford University Press, New York/Oxford, 208–223

Craig, A.D. (1996): An ascending general homeostatic afferent pathway originating in lamina I. Prog. Brain Res. 107: 225–242

Damasio, A. (1995): On some functions of the human prefrontal cortex. Ann. N.Y. Acad. Sci. 769: 241–251

Einhäupl, K.M./Haberl, R. (1990): Pseudo-komatöse Zustandsbilder. In: Stöhr, M. u.a., Neurologische Syndrome in der Intensivmedizin. Kohlhammer, Stuttgart

Jänig, W. (1995): Vegetatives Nervensystem. In: Schmidt, R.F./Thews, G. (Hrsg.): Physiologie des Menschen. Springer, Berlin/Heidelberg/New York

Kruck, I./Biamino, G. (1987): Quantitative Methoden der M-Mode-, 2D- und Doppler-Echokardiographie. Boehringer Mannheim GmbH, Mannheim

Leor, J./Poole, W.K./Kloner, R.A. (1996): Sudden cardiac death triggered by an earthquake. New Engl. J. Med. 334: 413–319

Netter, F.H. (1990): Herz. Farbatlanten der Medizin, Band 1. Thieme, Stuttgart/New York

Penfield, W./Rasmussen T. (1950): The cerebral cortex of man. Macmillan, New York

Pöppel, E. (1989): Gehirn und Bewußtsein. VCH Verlagsgesellschaft NBH, Weinheim

Price, J.L./Carmichael, S.T./Drevets, W.C. (1996): Networks related to the orbital and medial prefrontal cortex. A substrate for emotional behavior? Prog. Brain Res. 107: 523–536

Randall, W.C./Wurster, R.D. (1993): Peripheral innervation of the heart. In: Levy, M.N./Schwartz, P.J. (eds.) Vagal control of the heart. Experimental basis and clinical implications. Futura Publ. Company, Armonk New York, 21–31

Reichart, B. (1987): Herz- und Herz-Lungen-Transplantation. R.S. Schulz, Starnberg

Saper, C.B. (1996): Role of the cerebral cortex and striatum in emotional motor response. Progr. Brain Res. 107: 537–550

Strian F. (1983): Angst. Handbuch zur Psychiatrie und medizinischen Psychologie. Springer, Berlin/Heidelberg/New York

Strian, F. (1988): Zur Neuropsychologie der Angst. In: Hippius, H./Ackenheil, M./Engel R. (Hrsg.) Angst. Leitsymptom psychiatrischer Erkrankungen. Springer, Berlin/Heidelberg/New York, S. 3–11

Trautwein, W./Gauer, O.H./Köppchen, H.P. (1972): Herz und Kreislauf. Urban & Schwarzenberg, München/Berlin/Wien

Wiedemann, K. (1998): Regulation des Hypothalamus-Hypophysen-Nebennieren-Systems durch Steroide und Peptide. In: Hoslboer, F. (Hrsg.) Angewandte Neurowissenschaft. MMV Medizin Verlag, München

Wilder-Smith, E. (1992): Complete atrio-ventricular conduction block during complex partial seizure. J. Neurol. Neurosurg. Psychiatry 55: 734–736

Register